U0276764

主 编

王韬 章雅青

80天变身

护理达人

居家护理与康复指南

内/附/珍/藏/版/操/作/视/频

"护理五虎将"实景示范

上海科学技术出版社

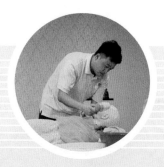

图书在版编目（CIP）数据

80天变身护理达人：居家护理与康复指南 / 王韬，章雅青主编．
—上海：上海科学技术出版社，2017.12（2023.9重印）

ISBN 978-7-5478-3746-7

I.①8… Ⅱ.①王… ②章… Ⅲ.①护理学–指南 Ⅳ.① R47–62

中国版本图书馆 CIP 数据核字（2017）第 257854 号

80天变身护理达人——居家护理与康复指南
主编　王　韬　章雅青

上海世纪出版（集团）有限公司
上海 科 学 技 术 出 版 社　出版、发行
（上海市闵行区号景路 159 弄 A 座 9F–10F）
邮政编码 201101　www.sstp.cn
上海盛通时代印刷有限公司印刷
开本 787×1092　1/16　印张 11
字数：165 千字
2017 年 12 月第 1 版　2023 年 9 月第 3 次印刷
ISBN 978–7–5478–3746–7/R·1480
定价：38.00 元

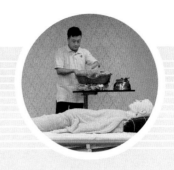

编委名单

主 审

江世亮 董 健

主 编

王 韬 章雅青

副主编

吴 蔚 秦海军

编 委

魏薇萍	柳伊娜	徐庆宝	陈裕春	冯 升	余高妍	房晨斐	罗妮妹
曾彩华	陈浩珠	戴 群	王 琳	张 颖	王海云	张雯静	蒋 颖
刘 睿	张丽华	杜 苗	方 泓	李少滨	薄禄龙	孙 烽	

推荐单位

中国科普作家协会

中华医学会科学技术普及部

上海市科普作家协会

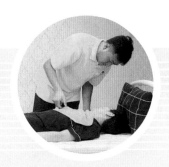

｜ 序 一 ｜

　　健康养老已经成为公众关心的头等大事之一。家庭是健康养老的基本单位。本书绝不是希望培养读者成为医生护士，而是希望读者通过阅读本书相对全面地了解家庭护理的基础知识，知晓某些常见急症的判别，从而有效预防疾病，及早识别、送医救治，提高救治效率。

　　本书编写中强调了读物的通俗性，在内容选择、遣词造句等方面都做了许多努力，并结合真人示范照片、随书附赠操作视频、建设网站专项页面等方式，在科普信息化方面做了大胆尝试，希望把专业知识转化为公众能接受的科普信息，并在实践中应用。

　　本书撰写中特别注重知识的科学性，杜绝错误或不科学的信息流传，向公众传递严谨的科学知识是我们的责任，还科学的本来面目，向公众传授促进健康的知识。

　　《80天变身护理达人》出版了，每一位关心家庭护理和养老的家庭成员可以直接学习专家介绍的医学常识；家庭护理人员可以把它作为基本教材，学会家庭护理的基本操作及防病治病、促进健康的知识。希望本书能为提高全民健康起到积极作用。

中国科普作家协会秘书长 陈玲

2017 年 10 月

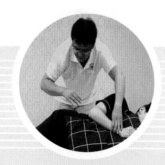

┃ 序 二 ┃

　　中国科协最新的调查显示，在我国公民的科普搜索大数据分析中，医学科普内容搜索占 50% 以上，这证明了国人对自身健康的高度关注，医学科普大有可为。然而，医学科普是一门学问，只有让专业的人来做专业的事，我们的科普权威性、科学性才能得到保证。在医学科普领域，既有"医"，也有"护"，随着社会经济的快速发展，我国人均寿命不断延长，从某种意义上来说，疾病康复、家庭护理方面知识和技能的普及更是公众所急需的，这也是医院医护工作有效的延伸。特别是我国已经迈入老龄化社会，老年人的家庭保健和护理也越来越受到各方的关注和重视。在这个背景下，我们欣喜地看到《80 天变身护理达人——居家护理与康复指南》这本科普读物出版了。这是由医疗和护理专家共同打造的佳作，可以让我们的社区老人、病人、家属和其他家庭护理人员通过本书"通达医学常识，知晓家庭护理"。本书的作者除了权威医学专家，还有长期在临床一线工作的护理骨干，特别是一批具有较高理论与实践能力的男护士。难能可贵的是，本书采用了大量由专业护理人员操作示范的图片以及视频，将实物传播与线上传播完美结合，以全媒体的方式让我们的科普宣传与时俱进，科普手段丰富多样，科普效果事半功倍。期待本书的发行以及网络传播，能够为我们的医学科普事业和"健康中国"建设添砖加瓦。

中华医学会科学技术普及部

2017 年 10 月

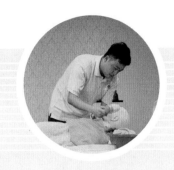

｜ 前　言 ｜

　　随着科技和社会的进步，人类平均寿命的普遍延长，人口老龄化已成为当今全世界关注的热门话题。目前国内不少城市已经进入老龄化城市行列，在各种养老方式并存的环境中，居家养老仍然是主要形式。因此，如何维护老年人的健康，提高他们的生活质量，加强老年性疾病家庭护理，是非常值得探讨和研究的重要课题，也是医养结合的关键所在。不少老人因病入院经治疗后疾病已经得到控制，但患者及家属都不愿回家康复。他们觉得自己医学及护理知识缺乏，不敢将患者接回家中照料，因而造成一部分患者滞留，这可能是大部分家属的难处之一。本书希望用通俗易懂的文字结合图片，并配合网络视频让病患及其家人，乃至家政人员学习掌握一定的自身保健护理常识，学会监测日常身体状况、基本生活护理常规，能更好配合居家养老康复。

　　随着人们物质生活水平的不断提高，健康和长寿、安全和幸福，已成为普遍的愿望。但是生老病死却不是随着人们的愿望而转移的。很多意外事故，尤其是一些急重病症，随时都有可能发生。一旦发生在家里，在紧急的情况下，家庭成员之间能够急救、互救，不但可以减轻病情，延缓疾病发展，甚至能使患者转危为安。因此，每位家庭成员能够学习和掌握一定的急救与护理技术知识，显得十分必要。在现今文明社会中，人们都具有一定的科学文化知识，做好家庭急救和护理是完全可能的，并且能够收到很好的效果。

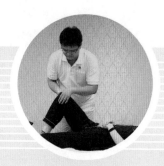

　　本书为照料看护病患的相关人士提供了实用的护理方法和简单的急救知识，尤其为苦于不懂得如何照顾体弱多病的老年人的家庭来排忧解难，书中所附二维码，供读者手机扫码观看示范视频，使家庭护理不再是困扰现代家庭养老的难题。我们希望通过文字、图片、结合网络视频，每天教会大家一项护理技能，80天帮助读者成为护理达人。

　　本书是对"家庭照顾者"科普的一次探索，同时配套建设了"科普中国"品牌——"达医晓护"医学科普网站的家庭护理版块。由于编写时间紧，本书存在许多不足之处，敬请专家、学者及广大读者批评指正。

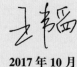

2017 年 10 月

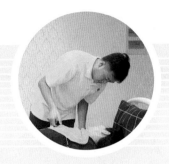

| 目 录 |

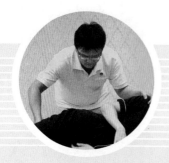

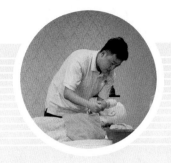

103　第二章　意外伤害的家庭急救与护理

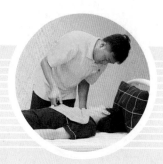

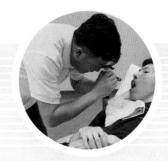

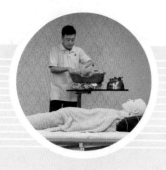

随书附赠护理操作视频
扫码学习专家权威示范

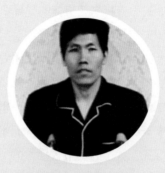

秦海军（副主任医师）

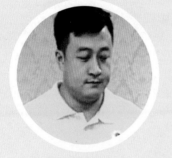

陈裕春（护师）

家庭护理五虎将

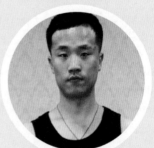

徐庆宝（护士）

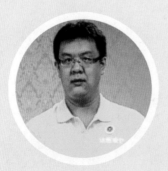

房晨斐（护师）

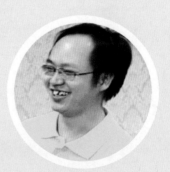

冯升（主管护师）

家庭基本护理操作

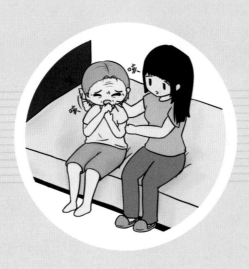

不当的姿势和卧位是引起身体不适的原因之一。适当地安置患者，维持正确的姿势和卧位，不但可以让患者感到舒适，而且可以预防长期卧床造成的并发症。

卧位根据自主性可分为主动、被动和被迫三种卧位。①主动卧位：患者自己采用最舒适、随意的卧位。②被动卧位：患者自身无法变换卧位，维持在被安置的卧位，如昏迷、极度衰竭的患者。③被迫卧位：患者意识清晰，也有变换卧位的能力，因疾病或治疗的原因，被迫采取的卧位，如肺心病患者由于呼吸困难常被迫采取端坐卧位。

舒适卧位是指患者卧床时，感到轻松自在，身体的各个部位处于合适的位置。维持舒适卧位的重要性及作用如下。①协助患者保持身心舒适，达到完全休息的目的。②符合人体力学的要求，降低关节的压力和活动限制，维持正常的功能位置，避免关节及肌肉挛缩。③至少每 2 小时变换卧位 1 次，并加强受压部位的皮肤护理，避免骨突处皮肤破损，预防发生压疮。④某些卧位能减轻症状，起到协助治疗的作用。所以，家庭护理应从保持舒适卧位开始。

第1天　平卧位

平卧位又称仰卧位。患者头部放于枕上，两臂置于身体两侧，两腿自然伸直，多为休息及睡眠的一种体位。根据病情及诊疗需要，可变化为去枕平卧位、中凹卧位和屈膝仰卧位。

一、目的

1. 避免昏迷患者因呕吐物误入气管而引起窒息或肺部并发症。

2. 利于休克患者保持气道通畅，利于静脉回流。

3. 利于治疗和检查。

二、操作前准备

无需特别准备。

三、操作步骤

1. 去枕平卧位　去枕仰卧，头偏向

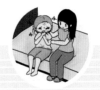

一侧，两臂放于身体两侧，两腿伸直，自然放平，将枕横于床头（图1-1）。

2.中凹卧位（休克卧位）　用垫枕抬高患者的头胸部10°~20°，抬高下肢20°~30°（图1-2）。主要适用于休克患者。抬高头胸部，有利于保持气道通畅，改善通气功能，从而改善缺氧症状；抬高下肢，有利于静脉回流，增强心排出量而使休克症状得到缓解。

3.屈膝仰卧位　患者仰卧，两臂放于身体两侧，两膝屈起并稍向外分开（图1-3）。

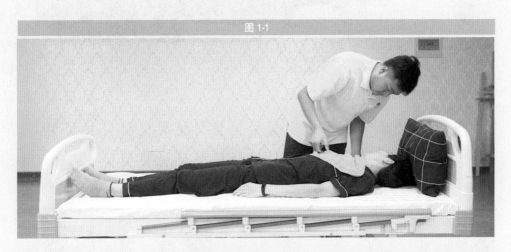

图 1-1

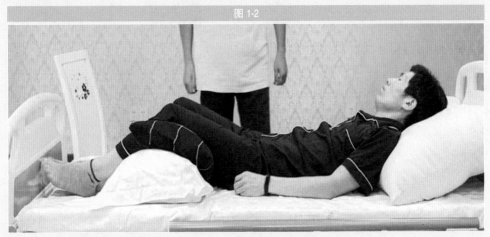

图 1-2

图 1-3

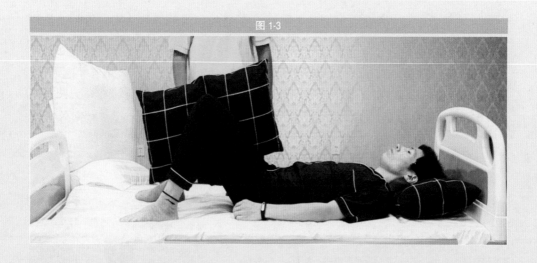

四、注意事项

1.卧位要舒适稳定，体重平均分布，保持正常生理弯曲，各关节位于功能位置。

2.适当遮盖患者，注意保暖，维护患者尊严。

3.定时更换卧位，至少2小时1次，预防压疮出现，按摩受压部位皮肤。

4.根据患者病情，协助患者每天进行主动或被动的活动。

扫描二维码看视频

中凹卧位

扫描二维码看视频

屈膝仰卧位

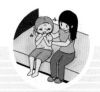

第2天　半卧位

一、目的

1. 帮助因心肺疾病引起呼吸困难的患者改善呼吸。

2. 有利于腹腔、盆腔术后引流吸收，促进患者康复。

3. 减少腹腔、盆腔手术后的疼痛及伤口缝线张力，利于伤口的愈合。

4. 帮助体质较弱的患者适应体位改变，利于向站立位过渡。

二、操作前准备

1. 物品准备　摇床、软枕。

2. 询问并查看患者的一般情况，了解患者的病情、意识状态、心肺功能、皮肤状况及合作程度等。

三、操作步骤

患者平卧于床上，以髋关节为轴心，先摇起床头支架使上半身抬高，与床形成30°~50°角，再摇起床尾支架10°~20°，以防患者下滑。必要时，可将软枕垫于腰部、膝下，床尾足底垫软枕。

若床不能摇起，可将患者上半身抬高，在床褥下放一靠背架，屈膝，用软枕垫在膝下，床尾足底垫软枕（图1-4）。放平时，先放平下肢，再放平床头。

图 1-4

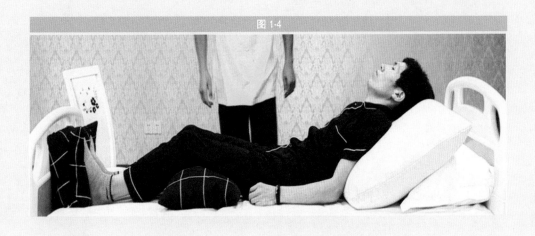

四、注意事项

1. 操作过程中注意询问患者有无眩晕和不适，调整枕头高度。

2. 无膝下支架可用棉被等代替。

3. 使患者感觉舒适，防止下滑。

4. 注意保暖。

5. 放平时先摇平膝下支架，再摇平床头支架。

扫描二维码看视频

半卧位

第3天　侧卧位

一、目的

1. 预防压疮　侧卧位与平卧位交替，便于护理受压局部。

2. 利于灌注开塞露。

二、操作前准备

1. 物品准备　软枕。

2. 询问并查看患者的一般情况，了解患者的病情、意识状态、心肺功能、皮肤状况以及合作程度等。

三、操作步骤

患者侧卧，双臂屈肘，一手放在枕旁，一手放在胸前，下方腿伸直，上方腿弯曲，为稳定性卧位。在两膝之间、胸腹部、背部可放置软枕，使患者感觉舒适（图1-5）。

图 1-5

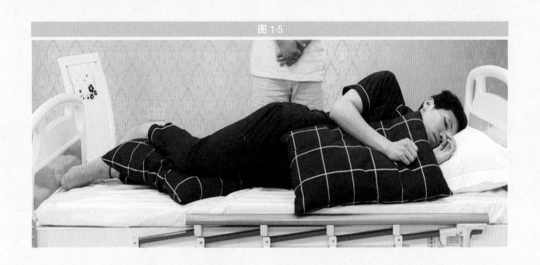

四、注意事项

1.卧位要舒适稳定，体重平均分布，保持正常生理弯曲，各关节位于功能位置。

2.适当遮盖患者，注意保暖，维护患者尊严。

3.定时更换卧位，至少2小时1次，预防压疮出现，按摩受压部位皮肤。

4.根据患者病情，协助患者每天进行主动或被动的活动。

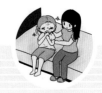

第4天　单人姿势变换

姿势变换是指通过一定的方式改变人体姿势和位置的过程。根据治疗、护理和康复的需要定时变换姿势和位置，对促进全身血液循环，预防压疮、尿路感染、坠积性肺炎、肌肉萎缩、关节变形等并发症，以及保障康复治疗及康复护理预期效果具有重要意义。

一、目的

1. 协助不能起床的患者更换卧位，使患者舒适。

2. 减少并发症。

3. 适应治疗护理的需要。

二、操作前准备

1. 评估患者　评估内容包括患者病情、意识、心理状态、体重及局部受压情况，对翻身的目的和注意事项的了解与合作程度。

2. 环境准备　酌情关闭门窗，冬季应注意室温与患者的保暖。

3. 物品准备　根据病情准备好枕头、床挡等。

三、操作步骤

1. 主动体位转移　是指患者不需要任何外力帮助，能够按照自己的意志和生活活动的需要，或者根据治疗、护理以及康复的要求，通过自己的能力转换移动，使身体达到并保持一定的姿势和位置。

2. 助动体位转移　是指患者在外力协助下，通过患者主动努力而完成体位转变的动作，并保持身体的姿势和位置。

3. 被动体位转移　是指患者依赖外力搬运变换体位，并利用支撑物保持身体的姿势和位置。最常用的是翻身，具体操作如下。①将各种导管安置妥当，必要时将盖被折叠至床尾或床的一侧。②患者仰卧，两手放于腹部，两腿屈曲。采用分段移位法将患者移向操作者一侧的床边（肩部→臀部）（图1-6~图1-9）。③一人协助翻身侧卧：操作者一手置患者肩部，一手置臀部，两脚前后分开，利用自身体重，向前推并翻 转患者，使其背向操作者（图1-10~图1-12）。

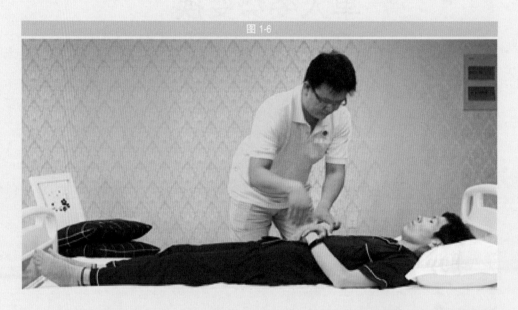

图 1-6

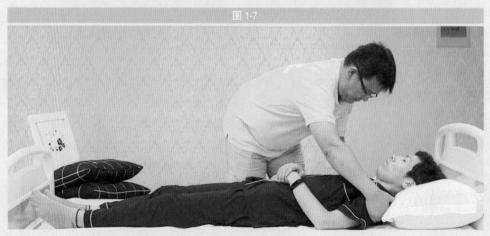

图 1-7

图 1-8

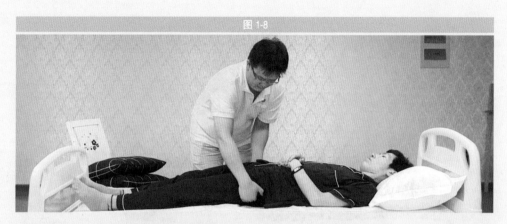

图 1-9

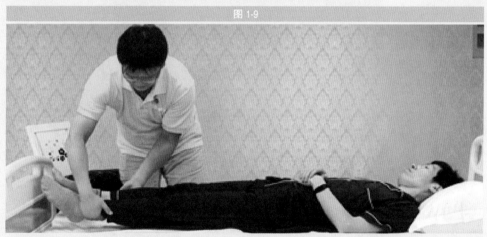

图 1-10

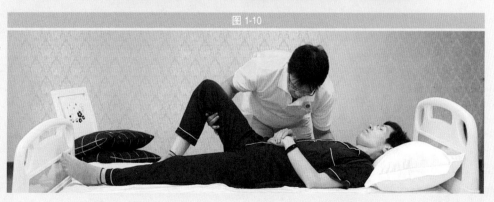

图 1-11

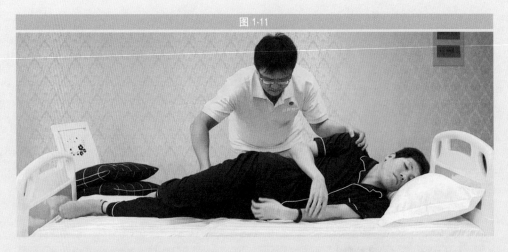

图 1-12

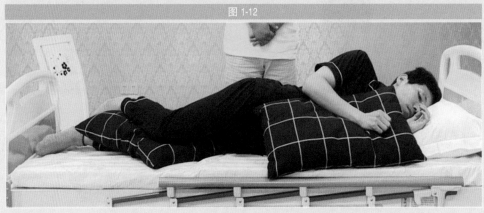

扫描二维码看视频

单人协助翻身侧卧

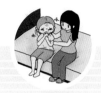

第5天　两人协助姿势变换

两人协助翻身侧卧：两人立于床同一侧，一人托肩腰部，另一人托臀部和膝部，同时将患者抬起并移向自己一边。然后再轻推翻转患者，使其背向操作者。按照侧卧位要求使患者体位舒适，在患者的背部、胸前及两膝间放置软枕，必要时使用床挡，使患者安全舒适（图 1-13~ 图 1-16 ）。

注意事项

1. 帮助患者翻身时，动作应协调、轻稳，不可拖拉，以防擦伤皮肤。翻身

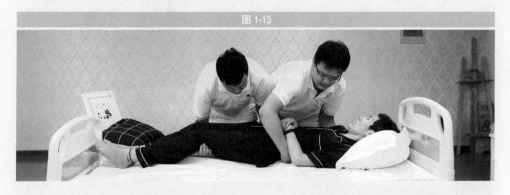

图 1-13

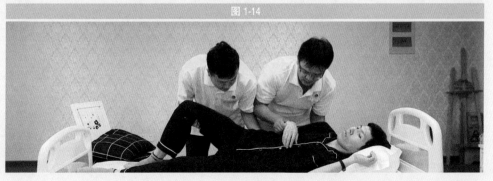

图 1-14

图 1-15

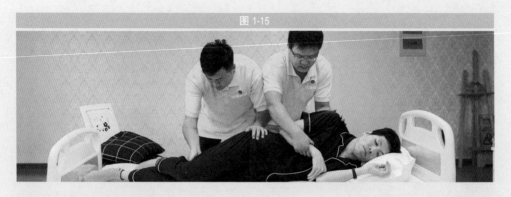

图 1-16

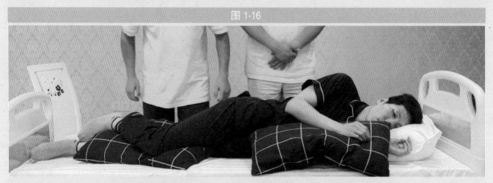

后，调节好卧位，保证患者舒适。

2.翻身间隔时间，根据病情及皮肤受压情况而定。一般每 2 小时 1 次，需要时可缩短间隔时间，并做好交接工作。

3.为带各种导管的患者翻身时，应先将导管安置妥当，翻身后检查导管有无脱落、移位、扭曲、受压，以保持引流通畅。

4.翻身时，操作者应注意人体力学原理的应用，让患者尽量靠近操作者，使重力线保持在支撑面内，做到平稳、省力。

5.为有特殊情况的患者更换卧位时，应特殊对待。

学会了躺、床上翻身和移动，接下来我们开始学习辅助下床行动的方法。

扫描二维码看视频

两人协助翻身侧卧

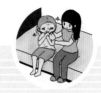

第6天 使用手杖

手杖的功能在于增加步行时的支撑面，以减轻下肢或身体骨骼结构所必须承担的负荷，是帮助行走的一种工具。应根据患者的实际情况选择合适的手杖，以达到足够的支撑保护。在选用手杖时，要注意四看：一看杖杆是否坚固，木质应柔软，轻重适度，不易断裂；二看杖柄是否舒适，不磨手心，轻便结实，有舒适感；三看杖端是否加套，减少声响和起防滑作用；四看长短是否适宜，选手杖的人须直立，两手自然下垂。

一、目的

1. 提高生活自理能力，改善生活质量。

2. 改善患者心理状态。

3. 节省人力资源，减轻照顾者的负担。

4. 进行康复训练，使减弱的功能得到改善，甚至康复。

二、操作前准备

1. 选择长度适宜的手杖　身体直立，手杖高度与股骨大转子（关节突起部）处于等高的位置。

2. 了解患者的诊断及全身情况，以及目前病情、意识状态、自理能力、配合能力。

3. 评估患者四肢肌力　是否有力量使用手杖。

三、操作步骤

1. 使用手杖行走

（1）健侧手持手杖站稳身体，手杖旁开健侧脚约10厘米距离（图1-17）。

（2）将体重分担到健侧腿上，向前移动手杖约10厘米（图1-18）。

（3）移动患肢向前（约10厘米），与手杖平齐（图1-19）。

（4）将体重同时分担到患腿及手杖上，然后向前移动健侧腿至手杖前方（图1-20）。

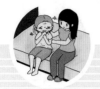

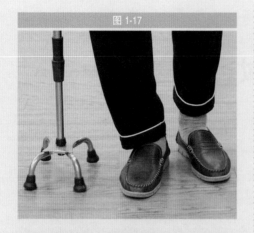

图 1-17

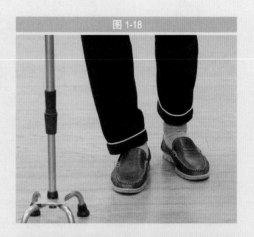

图 1-18

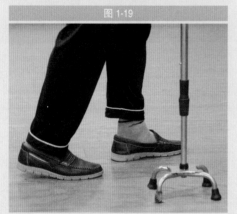

图 1-19

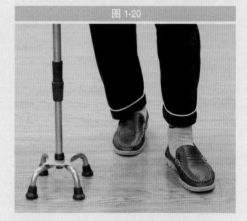

图 1-20

（5）再向前移动手杖，然后带动患肢向前，与手杖位置平齐（图 1-21）。

（6）重复这些动作，就能向前行走。

2. 使用手杖坐下

（1）坐下之前，先移动身子，使小腿后面正好碰到椅子边缘（图 1-22）。

（2）将手杖放置一旁，靠在椅子边上，然后双手向后摸到并抓住椅子扶手

（图 1-23）。

（3）慢慢地下降身子到椅子上，将身体重量尽量分担到健侧腿上，并且双手用力支撑。

（4）必要时可移动背部靠在椅子上。

四、注意事项

1. 无论向哪一个方向移动，都

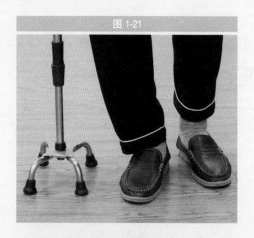
图 1-21

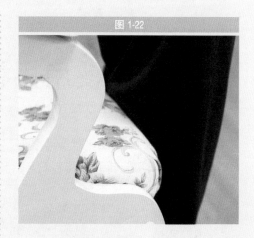
图 1-22

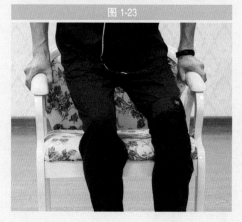
图 1-23

5. 用健侧的手持握手杖。将手杖点地，置于正常腿旁约 10 厘米。将体重均匀地分担到双脚和手杖上。

6. 肘关节可以轻微弯曲，放松持杖的手。当手臂自然下垂时，手杖手柄的位置应该平手腕水平。

7. 如果你使用的是可调节手杖，建议调节到上述位置。

8. 行走时，请保持良好姿势，挺腰收腹。

9. 尽量不要坐在不稳固或者非常矮的椅子上。

要先移动手杖，调整好心理再移动脚步。

2. 手杖与老人自行步调要协调，在没有完全适应使用手杖之前，要有看护者陪伴，道路不平整的情况下不宜使用手杖。

3. 使用手杖前，先穿好鞋子。

4. 站直身体，放松肩膀。

扫描二维码看视频

使用手杖行走

扫描二维码看视频

使用手杖坐下

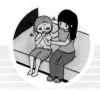

第7天 使用拐杖

拐杖是一种腿脚受伤时帮助行走的工具，适用于下肢骨折、截肢、截瘫、下肢无力、平衡障碍等患者。

一、目的

1. 避免患肢负重，增加活动范围。

2. 提高生活自理能力，改善生活质量。

3. 提高运动功能，减少并发症。

4. 改善患者心理状态。

5. 节省人力资源，减轻照顾者的负担。

6. 进行康复训练，使减弱的功能得到改善，甚至康复。

二、操作前准备

1. 物品准备　合适的拐杖（拐杖的长度为身高减40厘米或者拐杖顶部距腋下2横指，把手高度以肘关节弯曲15°~30°为宜）。

2. 了解患者的诊断及全身情况，以及目前病情、意识状态、自理能力、配合能力。

3. 评估患者四肢肌力　是否有力量使用拐杖。

三、操作步骤

1. 拄拐行走

（1）将双拐支撑在双脚两侧，保持身体平稳。

（2）两个拐杖顶部尽量压在双侧肋骨上，不要用腋窝直接顶在拐杖上，伸直肘部，用双手支撑体重。

（3）双拐同时向前移动。

（4）向前移动患肢于双拐之间同一平面（图1-24）。

（5）再向前摆动正常腿，放在双拐的前方。

（6）不断地重复，就可以向前行走了（双拐→患肢→正常腿）。

2. 起身站立

（1）在准备站立前，请先确定椅子或床是否稳定牢固。

（2）正常腿支撑在地面上，身体向

前移动到椅子或床的边缘。

（3）将双拐并拢合在一起，用患肢一侧的手握住拐杖手柄，健侧的手扶住椅子扶手或床缘（图1-25）。

（4）两手一起支撑用力，同时正常腿发力站起，保持站稳。

3.坐下

（1）身体向后慢慢退，直到正常侧的腿碰到椅子或者床的边缘。

（2）保持体重在正常腿上，将双拐并拢合在一起。

（3）用患肢一侧的手握住拐杖手柄，健侧的手放到椅子或床缘上，然后弯曲健侧膝盖，慢慢坐下（图1-26）。

（4）坐下的过程要缓慢，并始终保持双拐放在椅子旁边。

四、注意事项

1.选择适当的拐杖，底部须附有橡

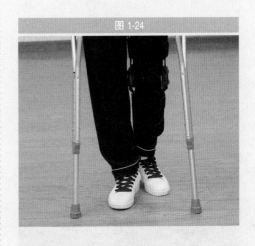

图 1-24

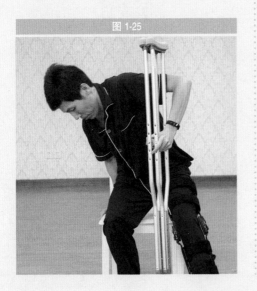

图 1-25

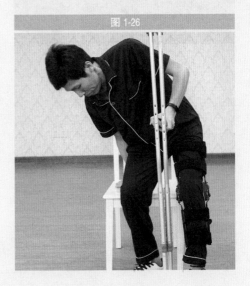

图 1-26

皮垫。

2. 行走前检查拐杖螺丝及橡皮垫是否稳固。

3. 穿着适当长度的裤子及合脚防滑的鞋子。

4. 维持地面干燥，走道通畅，无障碍物，以免滑倒或绊倒。

5. 第一次下床使用拐杖，须有看护者在旁协助与指导。

6. 站立时，拐杖底部放置于脚尖前10厘米再向外侧10厘米处。

7. 行走前先站稳，步伐不宜太大。

8. 行走时以手臂力量支撑身体，拐杖顶部距腋下2横指，以避免臂神经丛受压（图1-27）。

9. 逐渐增加利用拐杖行走的活动量，渐进性增加独立行走的活动量。

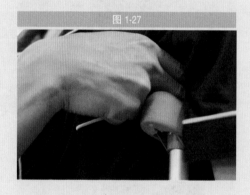

图 1-27

扫描二维码看视频

拄拐行走

扫描二维码看视频

拄拐起身站立

扫描二维码看视频

拄拐坐下

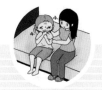

第8天　使用助行器

助行器是辅助人体支撑体重、保持平衡和行走的工具，使用前向患者讲清使用目的、意义和配合要点。适用于步行平稳性非常差的患者或长期卧床、下肢肌力减弱的老人等。

一、目 的

1. 提高运动功能，减少并发症。

2. 提高生活自理能力，改善生活质量。

3. 改善患者心理状态。

4. 节省人力资源，减轻照顾者的负担。

5. 进行康复训练，使减弱的功能得到改善，甚至康复。

二、操作前准备

1. 物品准备　手杖、拐杖、助行器、座椅、床等。

2. 了解患者的诊断及全身情况目前病情、意识状态、自理能力、配合能力。

3. 评估患者四肢肌力　是否有力量使用各种辅助工具。

三、操作步骤

1. 三步法（图 1-28 ~ 图 1-33）

（1）抬头挺胸，双手同时将助行器提起向前移动一步（25~30 厘米）。

（2）患肢抬高后迈出半步，约在助

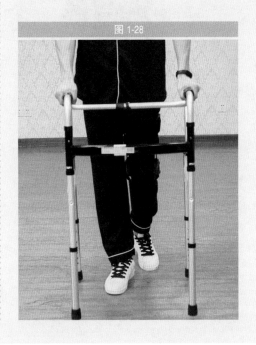

图 1-28

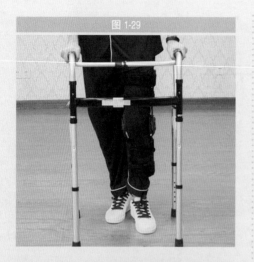

图 1-29

图 1-30

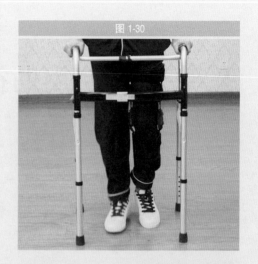

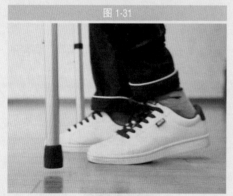

图 1-31

图 1-32

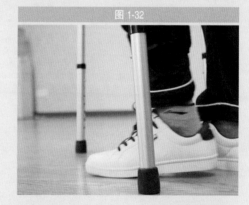

行器横向的中线偏后方。

（3）双手臂伸直支撑身体（患肢根据医生建议决定承重力量），迈出健肢与患肢平行。重复（1）~（3）前进。

2. 四步法（图 1-34~ 图 1-40）

（1）双手同时将助行器提起向前移动一步（25~30 厘米）。

（2）患肢抬高后迈出半步，约在助

图 1-33

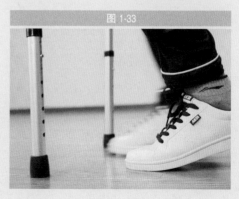

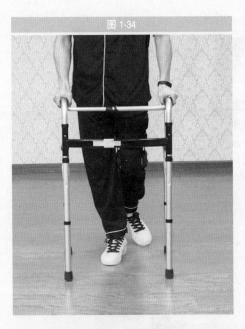

图 1-34

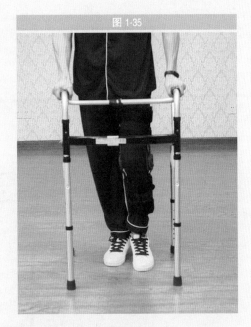

图 1-35

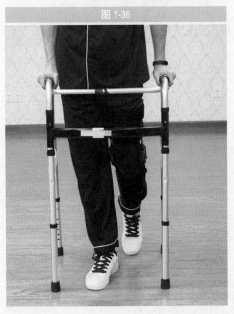

图 1-36

行器横向的中线偏后方。

（3）再次向前移动助行器一步。

（4）双手臂伸直支撑身体，迈出健肢超过患肢位置，落在助行器与患肢之间。重复（1）~（4）前进。

四、注意事项

1.将经常使用的物件放在伸手可及的位置。

2.使用前检查辅助器具是否完好可用，如有损坏应更新或维修。

3.避免地面潮湿、光线不足、有障碍物时行走，以免滑倒或绊倒。

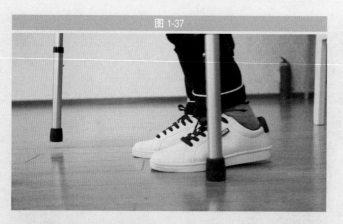

图 1-37

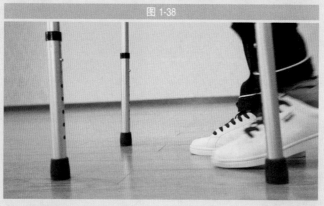

图 1-38

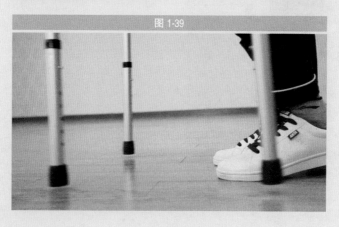

图 1-39

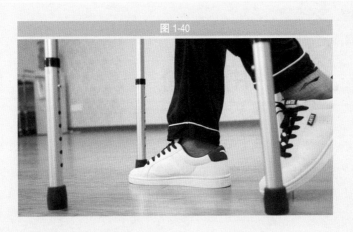

图 1-40

4.使用助行器时，不可只穿袜子而不穿鞋，而且避免穿拖鞋或高跟鞋。

5.行走前先站稳，步伐不宜太大，眼睛向前看，不要向下看。

6.渐进性增加行走的活动量。

7.往前跨的步伐以到助行器的一半为宜，太向前容易导致重心不稳而向前跌倒。

扫描二维码看视频

使用助行器（三步法）

扫描二维码看视频

使用助行器（四步法）

第9天 使用轮椅

轮椅是带有轮子的座椅,主要用于功能障碍者或行走困难者代步,同时也可用来转移患者。

一、目的

1. 为步行功能减退或丧失者代步。

2. 提高患者生活自理能力,改善生活质量。

3. 改善患者心理状态。

4. 节省人力资源,减轻照顾者的负担。

二、操作前准备

1. 物品准备 选择合适的轮椅,检查并调试。

2. 了解患者的诊断,评估目前病情、视力、判断力、运动控制能力。

三、操作步骤

1. 上车

（1）将展开的车平放在地上。

（2）扳动驻立刹车,刹住左右后轮。

（3）把脚踏板收起,移近轮椅,扶住左右扶手,慢慢坐到坐垫上（图1-41、图1-42）。

（4）人坐上轮椅之后,展开脚踏

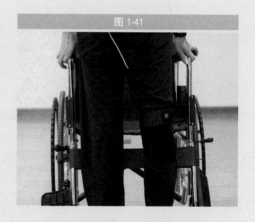

图 1-41

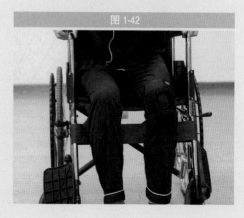

图 1-42

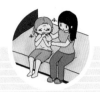

板，放脚到脚踏板上，系好安全带（图1-43、图1-44）。

（5）松开驻立刹车即可推行（图1-45）。

2.行驶

（1）在行驶过程中，如遇障碍物，照看者需双手握住把手套同时用脚踩脚踏套，使前轮抬起越过障碍物，后轮碰到障碍物时，双手紧握把手套，向上提起后轮，即可越过障碍物。

（2）行驶过程中，如遇大的障碍物或台阶，需要两人紧握轮椅两侧大架，将轮椅平抬越过障碍物。

（3）下坡时须倒行，用双手握住手推圈，以力的大小控制下坡速度，坡度过陡时最好有2人帮助控制，照看者应该倒行缓慢下坡，上坡即为正常推行。

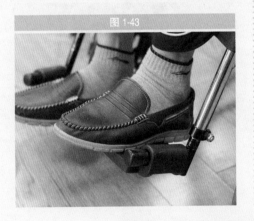

图 1-43

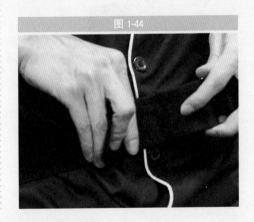

图 1-44

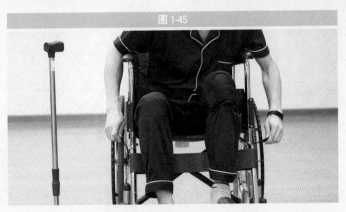

图 1-45

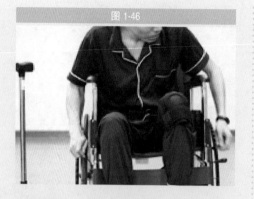

图 1-46

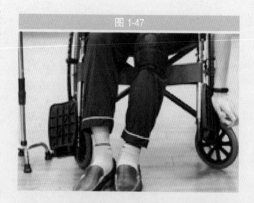

图 1-47

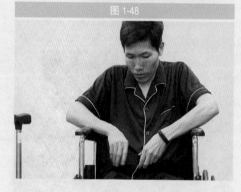

图 1-48

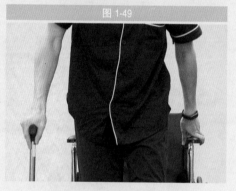

图 1-49

3. 下车

（1）刹住驻立刹车（图 1-46）。

（2）翻起脚踏板（图 1-47）。

（3）双脚踩稳地面。

（4）松开安全带（图 1-48）。

（5）手握扶手或由照看者搀扶站离轮椅（图 1-49）。

四、注意事项

1. 严禁踩踏脚踏板上下轮椅。

2. 严禁未刹住驻立刹车上下轮椅。

3. 轮椅在行驶过程中，尤其是下坡时严禁使用驻立刹车，以免翻车造成人身伤害。

4. 每月检查轮椅的紧固件，如有松动应及时拧紧。

扫描二维码看视频

使用轮椅上车

扫描二维码看视频

使用轮椅下车

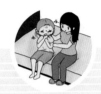

第10天　处理跌倒

跌倒是我国伤害死亡的第四位原因，而在65岁以上的老年人中则为首位，每年有四千多万老年人发生跌倒。老人跌倒了，家属首先想到的是将其搀扶起来，但如何搀扶，讲究颇多。若操作错误，可能好事变坏，加重老人伤势。搀扶，原意是指用手轻轻架着对方的胳膊或手，以免其跌倒，但医学上主要针对跌倒者的搀扶。发现患者跌倒后，不要急于扶起，要分情况进行处理，就地检查患者的意识和呼吸，询问自觉症状，做出正确判断。若情况严重，应立即呼救并拨打"120"急救电话。

一、目的

1.预防老人跌倒受伤，协助患者活动。

2.救助跌倒的患者，减少跌倒导致的伤害。

二、操作前准备

学习并掌握正确的搀扶方法。

三、操作步骤

1.跌倒后心跳呼吸骤停　当目击者轻拍患者肩部并呼叫无反应，观察患者胸廓无起伏，判断患者为心跳呼吸骤停，应立即行胸外心脏按压，也可交替行口对口人工呼吸。此时的原则是"先救命后治伤"，即使有骨折外伤等情况，也要优先进行心肺复苏术。

2.跌倒后口鼻流血　立即采取止血措施，如指压、填塞等，同时将患者头部抬高，偏向一侧，以防止血液倒流进入气道造成窒息死亡。

3.跌倒后呕吐　将患者身体侧卧，头偏向一侧，以利于呕吐物引流，防止窒息。

4.疑似脑卒中　当跌倒者有剧烈头痛或口角歪斜、言语不利和（或）一侧肢体偏瘫乏力等情况，此时目击者或发现者不应立即扶起跌倒的患者。应该将患者放置平卧位，头偏向一侧，清理口鼻分泌物，并拨打"120"急救电话。

5.有颈腰椎损伤征象　若通过询

问发现跌倒者有颈或腰背部疼痛，颈、腰、手脚活动或感觉异常，或有大小便失禁等情形，不可立即扶起，应立即拨打"120"急救电话。

6. 有四肢骨折征象　询问跌倒者有无肢体疼痛，看肢体有无畸形，关节活动异常等。如提示有骨折发生，不可随意搬动，有条件有经验者可就地取木棍等作为骨折部位的支撑物，然后用绳子、鞋带等跨关节缠绕固定，送医院进一步诊治；如无相关专业经验，不要随便搬动患者，应立即拨打"120"急救电话。

7. 跌倒出现抽搐　不可硬掰抽搐者的肢体，不可强行在牙齿间置入坚硬物或持续掐按人中穴。可将患者平移至较软地面或在其身体下垫软物，防止擦碰伤，同时将其头部偏向一侧，以利于口咽分泌物流出。此外，还应将周围的危险物品一并移开。

8. 出现心前区疼痛　如果跌倒者有心脏病病史，诉前胸疼痛，可含服硝酸甘油，不要急速将患者扶起。将患者置于半卧位或平卧位，观察用药反应，并拨打"120"急救电话。

四、注意事项

1. 进行健康保健知识宣传教育，增强患者防跌倒意识。

2. 建立适合老年人特点的生活环境。

3. 加强对行动困难者的看护，起床、上厕所、洗澡等，家人应随时搀扶照顾，防止跌倒。

4. 跌倒者情况不明时，不可随意移动患者。

5. 老年人跌倒后均应在他人陪同下到医院诊治。

第11天 清洁口腔

常言道"病从口入"，很多疾病就是因为饮食和口腔不卫生引起的。随着生活水平的不断提高，大家对饮食的清洁越来越重视，但对口腔卫生还不够重视，尤其在生活不能自理的时候，口腔卫生就更是问题了。每天早晚刷牙保持口腔清洁，对于有生活自理能力的人比较简单，但对于没有生活自理能力的人来说，口腔清洁就只能由看护者来帮忙了。

一、目的

1. 保持口腔清洁，预防感染等并发症。

2. 观察口腔内的变化。

3. 去除口臭、牙垢，增进食欲，保持口腔正常功能，使患者舒适。

二、操作前准备

1. 用流动水洗手。

2. 准备物品　纱布、手电筒、污物桶、压舌板、小毛巾、吸水管、棉签、水杯、石蜡油，必要时备开口器及适宜漱口液。

三、操作步骤

1. 协助患者处于舒适体位（低半卧位，头偏向护理者），有义齿（假牙）者需取下（图1-50）。

2. 在患者下巴下方垫毛巾，用毛巾或器皿接住口水（熟练后，可改用餐巾纸）。

3. 检查口腔，可使用压舌板（图1-51）。

图1-50

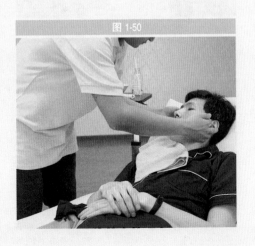

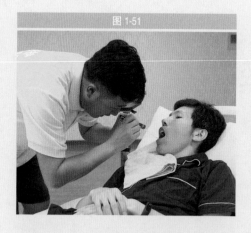

图 1-51

4. 清醒者可漱口，以清洁口腔，保持口唇湿润（图 1-52、图 1-53）。

5. 清洁口腔顺序：唇→颊→齿→腭→舌→口底；擦洗牙齿顺序：外面→内面→咬合面。每次限用一个棉球（图 1-54、图 1-55）。

6. 协助患者漱口。

7. 检查口腔，有口腔疾患者按医嘱涂药润唇。

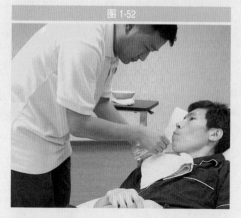

图 1-52

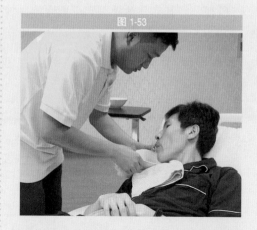

图 1-53

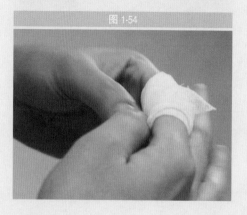

图 1-54

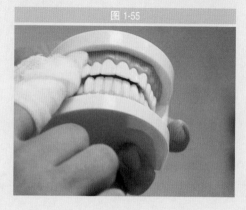

图 1-55

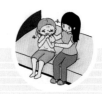

8. 处理垃圾，使用流动水洗手。

四、注意事项

1. 动作应轻柔，避免损伤口腔黏膜及牙龈。

2. 昏迷患者禁止漱口。

3. 使用开口器时，应从口腔后方两侧的牙齿放入。

4. 擦洗时，用手指包裹纱布，每擦洗一面，换一块纱布。

5. 如患者有活动性假牙，应先取下，再进行操作。

6. 检查口腔时，若发现患者有口腔溃疡或口唇干裂，宜就医。

扫描二维码看视频

清洁口腔

第 12 天　会阴清洁

一、目的

1. 减少会阴分泌物，保持会阴及肛门清洁。

2. 祛除异味，使患者舒适。

3. 促进会阴伤口愈合。

4. 预防或减少生殖系统和泌尿系统逆行感染。

二、操作前准备

1. 洗手，如有条件可戴口罩。

2. 了解患者意识状态及配合程度。

3. 了解局部皮肤情况，如果有导尿管，查看是否通畅。

4. 环境相对隐蔽，保护患者隐私。

5. 告知患者，指导患者配合，协助患者排尿。

6. 物品准备　毛巾、垫巾、水盆、温水、肥皂或沐浴液、垃圾桶、手套、卫生纸等。

三、操作步骤

1. 携用物至床旁，关闭门窗。

2. 协助患者取仰卧位，协助患者充分暴露会阴部。

3. 在水盆内放入温水、毛巾，将水盆、卫生纸放于方便取用处（比如床边凳子上）。

4. 有条件可以戴手套（一次性也可）。

5. 擦洗会阴部　每更换一个擦洗部位，应更换清洁毛巾或更换毛巾的不同部位。

（1）男性患者会阴部护理。①将垫巾铺于臀部下方。②将盖被折于膝盖上，清洗并擦干两侧大腿的上部。③轻轻提起阴茎，由尿道口向外环形擦洗阴茎头部、冠状沟，清洗毛巾，反复擦洗直至擦净。④擦洗阴茎体部：由上向下擦洗，应特别注意阴茎下面的皮肤。⑤擦洗阴囊：小心托起阴囊，擦洗阴囊下面的皮肤褶皱处。

（2）女性患者会阴部护理。①协助取仰卧位，屈膝，两腿分开。②将垫巾铺于臀部下方。③将盖被折于膝盖上，

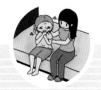

清洗并擦干两侧大腿的上部。④左手轻轻合上小阴唇，右手持擦洗物由前向后擦洗小阴唇外的黏膜部分。⑤左手分开小阴唇，暴露尿道口和阴道口，右手由前向后轻轻擦洗尿道口、阴道口、阴蒂、阴唇，彻底擦净。

6.擦洗肛门　如果大小便不能控制，可在肛门和会阴部位涂一层凡士林或氧化锌等软膏。

7.协助患者穿好衣裤，盖好被子，取舒适卧位。

8.整理用物，处理垃圾，洗手。

四、注意事项

1.水温应适宜。

2.女性患者月经期宜采取会阴冲洗。

3.注意保暖，保护患者隐私。

4.避免牵拉引流管、尿管。

5.会阴部皮肤透气度差，是人体排泄和生殖道开口处，需每天常规清洁。

6.会阴部皮肤薄嫩，一般情况用水清洗即可。如有特别污染，才选用温和无刺激的清洁产品。

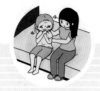

第 13 天　床上洗头

一、目的

1.去除头皮屑及污物，使头发清洁，减少感染机会。

2.按摩头皮，促进头部血液循环，促进头发的生长和代谢。

3.使患者舒适，促进心身健康。

二、操作前准备

1.评估患者头发清洁度。

2.评估患者病情是否允许操作。

3.用物准备　洗头盆、毛巾、浴巾、水温计、水壶（内盛43~45℃温水）、水桶、洗发液、梳子，必要时备电吹风等。

三、操作步骤

1.向患者解释洗头的目的及配合要点，取得患者的配合。

2.携用物至患者床边。

3.协助患者取仰卧位，上半身向床边倾斜，将衣领松开向内折，将毛巾围于颈下（图1-56、图1-57）。

4.将浴巾垫于枕上，置于患者肩颈下，将洗头盆放在患者后颈下，协助患者颈部枕于洗头盆突出部位，头部置于盆中（图1-58）。

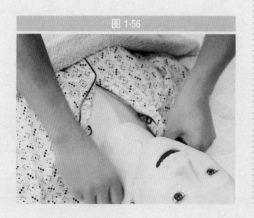

图 1-56

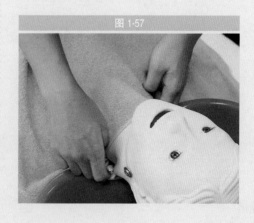

图 1-57

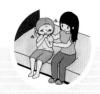

5. 有条件可用棉球塞住双耳道,用纱布盖上双眼(图1-59)。

6. 松开头发,先用温水冲湿头发,再均匀涂上洗发液,由发际到脑后部反复揉搓,同时用指腹轻轻按摩头部,然后用温水边冲边揉搓,直至冲洗干净(图1-60、图1-61)。

7. 取下眼上的纱布和耳中的棉球(如果有),用毛巾擦干面部后,包好头发。

8. 撤去洗头盆,将枕头从患者肩下移向床头,协助患者仰卧于床正中,枕于枕上。解下包头毛巾,用浴巾擦干头发,用梳子梳理整齐,用电吹风将头发吹干,取下浴巾和颈部毛巾(图1-62)。

9. 清理用物,协助患者取舒适的卧位(图1-63)。

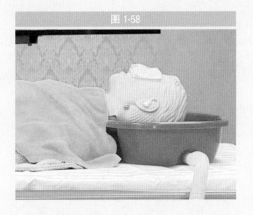

图 1-58

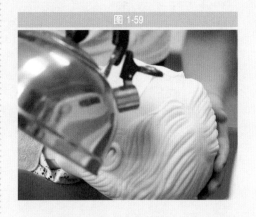

图 1-59

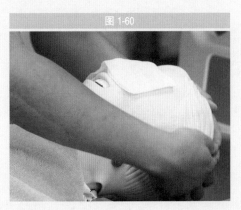

图 1-60

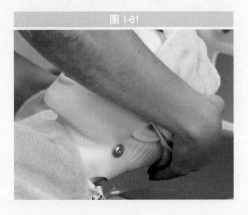

图 1-61

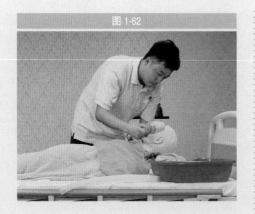

图 1-62

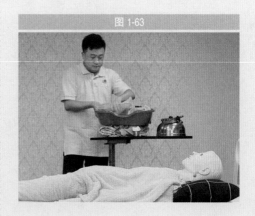

图 1-63

四、注意事项

1.洗发过程中应注意观察患者病情变化，如有异常应立即停止洗发。

2.调节室温，冬季应注意保暖。

3.注意调节水温，及时擦干头发，避免患者着凉。

4.洗发时间不宜过长，以免患者疲劳。

扫描二维码看视频

床上洗头

第 14 天　床上擦浴

一、目的

1. 保持皮肤清洁，使患者舒适。

2. 促进血液循环，增进皮脂腺、汗腺排泄功能，预防皮肤感染和压疮等并发症的发生。

3. 观察患者的一般情况，满足其身心需要。

二、操作前准备

1. 评估患者病情和全身皮肤情况。

2. 用物准备　面盆、脚盆各 1 个，水桶（内装 40~45℃温水），毛巾 3 条，浴巾 1 条，肥皂，清洁衣裤、被服等。

三、操作步骤

1. 携用物至床旁，合理放置。

2. 关门窗，注意保暖，拉床帘遮挡，保护患者隐私，移开床旁桌椅，松开被尾，取温水倒入面盆，放置床旁桌上。患者取仰卧位，头下垫浴巾，将毛巾在热水中浸湿，挤干后缠绕于右手上。用湿毛巾擦洗眼部，由内侧眼角到外侧眼角，然后擦拭脸、颈部、耳后，每个部位反复擦 3 遍。擦拭后整理浴巾（图 1-64~ 图 1-66）。

3. 为患者脱去上衣，在擦洗部位下方铺上浴巾，每次只暴露正在擦洗的部

图 1-64	图 1-65

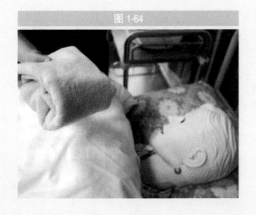

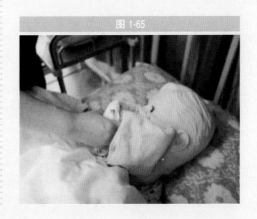

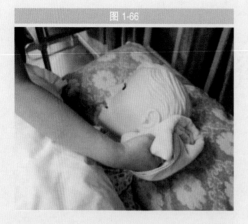

图 1-66

位，擦洗完后及时遮盖，避免受凉。先用湿毛巾擦拭上肢，再将毛巾涂抹肥皂擦拭，后用较湿的毛巾擦净肥皂液，最后用拧干的毛巾擦拭上肢。同法擦拭对侧上肢，擦拭顺序依次为：上肢、胸腹部。协助患者侧卧，背向操作者依次擦洗后颈、背部、臀部。为患者换上清洁上衣（图 1-67~ 图 1-73）。

4. 患者平卧，协助其脱下裤子，注

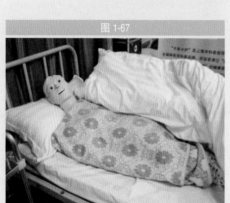

图 1-67

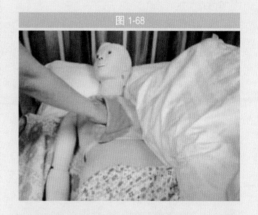

图 1-68

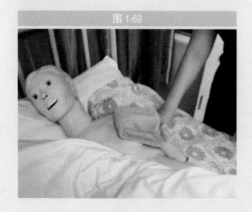

图 1-69

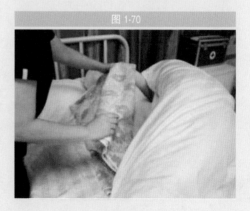

图 1-70

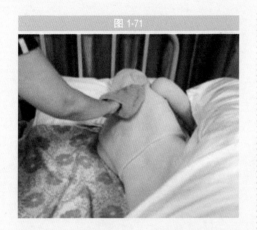

图 1-71

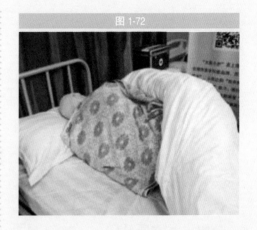

图 1-72

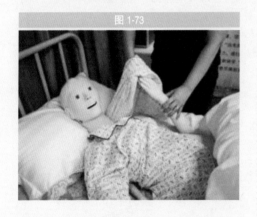

图 1-73

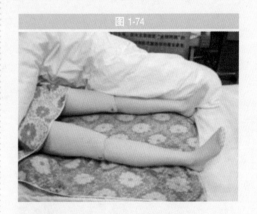

图 1-74

意为患者遮挡会阴部，换脚盆、毛巾。擦洗部位下铺浴巾，同法依次擦洗双下肢，泡脚（图 1-74~ 图 1-76）。

5. 另取毛巾用温水浸湿，让患者自行擦拭会阴部或协助其进行会阴冲洗。撤去浴巾，协助患者穿裤（图 1-77）。

6. 整理用物，开窗通风。

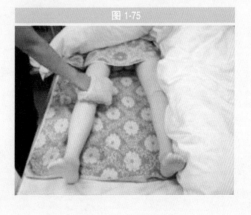

图 1-75

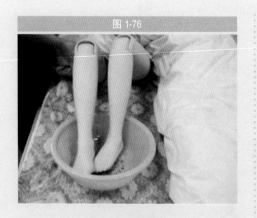

图 1-76

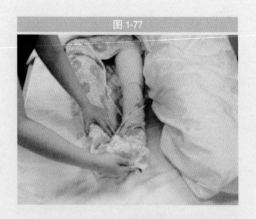

图 1-77

四、注意事项

1. 关闭门窗，调节室温。尽量少暴露患者，每次只暴露正在擦洗的部位，擦洗完后及时遮盖，避免受凉。

2. 注意水温，及时更换热水及清水。及时清洗毛巾，每个部位反复擦3遍。

3. 擦洗过程中注意保护伤口和各种管路，观察患者出现的反应，如出现寒战、面色苍白、呼吸急促，应立即停止擦浴并给予恰当处理。为患者擦浴时穿脱衣服的顺序：先脱近侧，后脱对侧；肢体有疾患时，先脱健肢，后脱患肢，穿衣则反之。

4. 擦洗过程中沿肌肉分布走向擦洗，仔细擦净颈部、耳后、腋窝、腹股沟等皮肤皱褶处。

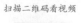
扫描二维码看视频

床上擦浴

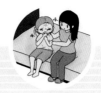

第 15 天　呼吸锻炼

呼吸锻炼以进行有效的呼吸，增强呼吸肌，特别是膈肌的肌力和耐力为主要原则，以减轻呼吸困难，提高机体活动能力，预防呼吸肌疲劳，防治发生呼吸衰竭及提高患者生活质量为目的。常见的呼吸功能锻炼方法有：腹式呼吸、缩唇呼吸、横膈式呼吸和呼吸体操等。

一、腹式呼吸法

腹式呼吸法指吸气时让腹部凸起，吐气时腹部凹入的呼吸法。选用何种体位进行练习，一般根据患者病情选择立位、坐位或平卧位。初学者以半卧位最合适。双膝半屈或在膝下垫一个小枕头，使腹肌放松，两手分别放在前胸和上腹部，用鼻子缓慢吸气时，膈肌松弛，腹部的手有向上抬起的感觉，而胸部的手原位不动，呼气时腹肌收缩，腹部的手有下降感。

患者可每天进行练习，每次做5~15分钟，每次训练以5~7次为宜，逐渐养成平稳而缓慢的腹式呼吸习惯。

需要注意的是，呼吸要深长而缓慢，尽量用鼻而不用口。训练腹式呼吸有助于增加通气量，降低呼吸频率，还可增强自主咳嗽、咳痰能力，缓解呼吸困难。

二、缩唇呼气法

缩唇呼气法是以鼻吸气，缩唇呼气，即在呼气时，胸部前倾，口唇缩成吹口哨状，使气体通过缩窄的口型缓缓呼出。吸气与呼气时间比为1:2或1:3。要尽量做到深吸慢呼，缩唇程度以不感到费力为适度。每分钟7~8次，每天锻炼两次，每次10~20分钟。

三、横膈式呼吸法

1. 横膈式呼吸

（1）目的：增加膈肌的收缩能力和效率，使胸式呼吸变为腹式呼吸。

（2）技巧：放松双肩，将双手放在腹部肋弓下缘用鼻吸气，并将腹部向外凸，顶住双手屏住呼吸，以保持肺泡张开，呼气时双手在肋弓下方轻轻施加压力，用口缓慢呼出气体。

2.控制性缓慢呼吸

（1）目的：减少阻力和死腔通气，有利于气体在肺内均匀分布，改善通气血流的比例。

（2）技巧：行走，停下，深吸一口气，然后再行走，同时缓慢地呼气。

四、呼吸体操

1.单举呼吸　单手握拳并举起，举起时深吸气，放下时缓慢呼气（吸气：呼气 =1：2 或 1：3）或做缩唇呼吸。

2.托天呼吸　双手握拳，有节奏地缓慢举起并放下，举起时吸气或呼气，放下时呼气或吸气。

3.蹲站呼吸　双手自然放松，做下蹲动作并同时吸气，站立时缓慢呼气。

4.全身呼吸体操　将腹式呼吸、缩唇呼气和扩胸、弯腰、下蹲等动作结合起来，其步骤如下。①平静呼吸。②立位吸气，然后前倾呼气。③单举上臂吸气，再双手压腹呼气。④平举上肢吸气，双臂下垂呼气。⑤平伸上肢吸气，双手压腹呼气。⑥抱头吸气，转体呼气。⑦立位，上举上臂吸气，蹲位呼气。⑧缩唇呼气。⑨平静呼吸及放松。

这一套体操并不复杂，容易掌握，可先从每次 1~2 遍开始，逐渐增加到每次做 4~6 遍，每天 1~2 次，量力而行。与其他运动训练一样，呼吸锻炼要想取得效果，最重要的一点就是持之以恒，每天坚持。只有这样才能形成良好的习惯，取得改善呼吸功能的效果，最终达到控制疾病、提高生活能力和生活质量的目的。

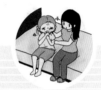

第 16 天　家庭氧疗

随着大气污染和社会人口的老龄化，应用家用制氧机治疗慢性呼吸功能不全的患者逐渐增多。家庭氧疗可缩短患者住院时间，减少其住院次数及对医院的依赖性，有利于减轻患者经济负担及改善他们的生活质量，易被患者及其家属接受。一些慢性呼吸系统疾病和持续低氧血症的患者可以在家中进行氧疗，对改善健康状况，提高生活质量和运动耐力有显著疗效。

家庭氧疗的氧源通常以压缩氧气瓶为主，采用鼻塞给氧法。患者在进行家庭氧疗前，应掌握鼻塞给氧法的操作方法，防止因使用不当而引起意外。

一、目 的

1.提高氧分压，纠正各种原因造成的缺氧状态。

2.促进新陈代谢。

3.维持机体生命活动。

二、操作前准备

1.物品准备　储氧筒、氧气流量表、湿化瓶、蒸馏水（或凉白开水）、扳手、导氧管、鼻导管或者面罩、棉签、胶布等。

2.环境准备　将火种及易燃物，或引火物如油类等清离现场。

3.评估患者病情　如意识状态、呼吸、缺氧程度，将患者安置于舒适位置，做好解释工作，并指导配合。

三、操作步骤

1.鼻导管给氧

（1）推氧气筒到床旁，将吸氧盘放置于床头桌。

（2）装表

1）打开氧气筒上总开关，放出少量氧气，冲掉气门上灰尘后关上。

2）接氧气表，并用扳手旋紧。

3）接湿化瓶（内装 1/2~2/3 蒸馏水或凉白开水）。

4）检查流量开关是否关好。先开总开关，再开流量开关，检查氧气是否通畅，全套装置是否适用，关闭流量开关待用。

（3）输氧

1）用湿棉签轻轻旋转擦净双侧鼻孔。

2）连接双孔鼻导管，打开流量开关调节好流量，将鼻导管前端放于清水中，检查鼻导管是否通畅，调整流量，将氧气管出气孔置于患者鼻前庭处，两侧导管置于两耳上，用调节管固定在颌下。

3）再次核对氧流量，询问患者有无不适。

4）吸氧30分钟后，观察患者的缺氧情况有无改善，流量是否适当，患者有无不适。

（4）停止吸氧

1）询问患者缺氧症状有无改善。

2）轻轻取下鼻导管，用纱布包裹鼻导管前端，关流量开关。

3）清洁患者面部，协助患者取舒适卧位，观察患者有无不适。

4）卸吸氧装置：关总开关→开流量开关，放出余气→关流量开关，卸湿化瓶，卸氧气表。

5）整理用品，处理垃圾。

2. 面罩给氧　面罩给氧是将面罩掩盖于患者口鼻部吸氧。给氧方法基本与鼻导管给氧法相同，只是将连接患者鼻部的鼻导管改为面罩，同时罩住患者的口鼻，调节位置和松紧，以患者感觉最舒适为宜。

面罩给氧较鼻导管给氧的优点为：①无刺激，用于张口呼吸的患者。②可以提供较恒定的吸入氧浓度。③呼吸模式变化不会改变吸入的氧浓度。④高流速气体可促使面罩中呼出的二氧化碳排出，基本无二氧化碳的重复吸入。⑤对于鼻黏膜刺激小。

面罩给氧较鼻导管给氧存在以下缺点：①对进食、饮水等造成不便。②患者有拘束闭塞感。③可能因通气不畅造成呼吸性酸中毒。

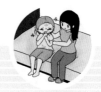

第17天　使用简易呼吸装置

简易呼吸器又称人工呼吸器或加压给氧气囊，是进行人工通气的简易工具。用于紧急情况下，维持和增加机体有效通气，纠正威胁生命的低氧血症。与口对口人工呼吸比较，供氧浓度高，且操作简便。

一、操作步骤

1.病情评估，判断意识和呼吸。如果患者无反应，呼吸微弱，仅仅是喘息或呼吸停止，立即去被子、枕头，解领口，松裤带。

2.简易呼吸器放置于患者床头处。照看者或协助者站在患者床头，患者采取去枕平卧位。

3.用双下颌上抬法打开气道，清除患者口腔分泌物，如有假牙请取出。

4.连接使用简易呼吸器

（1）连接面罩、呼吸囊及氧气。调节氧气流量为5~10升/分（氧浓度为40%~60%），使储气袋充盈（呼吸、心跳骤停患者，由助手连接吸氧管，调节氧流量）。

（2）放置简易呼吸器，一手拇指、示（食）指呈"C"型按住面罩，余指托起下颌，呈"EC手法"使面罩与口鼻紧贴，不漏气。

（3）用另一手挤压呼吸囊，反复有规律地挤压与放松（观察胸廓可见明显起伏）。挤压呼吸囊的1/3~2/3为宜，频率为成人：12~16次/分，小儿：14~20次/分。挤压、放松的时间比为1：1~1：1.5。

（4）通气过程保持气道持续开放。观察患者意识反应，胸廓是否起伏，使用呼吸器后呼吸是否改善。

二、注意事项

1.注意用氧安全，做好四防：防震、防热、防火、防油。

2.使用氧气应先调流量，再戴吸氧管；停氧时，则应先拔出导管，再关氧气开关，以免大量氧气突然冲入呼吸道而损伤肺部组织。

3. 观察氧疗效果，如呼吸困难等症状有所减轻或缓解，则表明氧疗有效果。

4. 对慢性支气管炎的患者应给予控制性（即低浓度持续，1~2 升／分）吸氧为宜。

5. 氧疗时注意加温和湿化，防止吸入干冷的氧气刺激损伤气道黏膜，而导致痰干结，影响纤毛的"清道夫"功能。

6. 防止吸氧管污染和堵塞，对吸氧导管应随时注意检查有无分泌物堵塞，并及时更换。

7. 翻身时避免氧气管滑脱，禁止在室内吸烟。

8. 简易呼吸器要定时检查、测试、维修和保养。

9. 挤压呼吸囊时，压力不可过大，挤压呼吸囊的 1/3~2/3 为宜。

10. 发现患者有自主呼吸时，应按患者的呼吸动作加以辅助，以免影响患者的自主呼吸。

11. 对清醒患者做好心理护理，解释应用呼吸器的目的和意义，缓解其紧张情绪，使其主动配合，并边挤压呼吸囊边指导患者"吸……""呼……"。

12. 简易呼吸器使用完毕后，应将呼吸活瓣、接头、面罩等拆开，冲洗干净，晾干，装配好备用。储气袋清水擦拭即可。

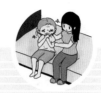

第 18 天　体位引流

体位引流是指对分泌物的重力引流，主要促进脓痰的排出，同时配合使用一些胸部手法治疗，如拍背、振颤等，可获得比较明显的排痰效果。体位引流时，使病肺处于高位，其引流支气管的开口向下，促使痰液借重力作用，顺体位引流气管咳出，有助于痰液的引流。

一、目的

1.利用重力原理引流肺内滞留的分泌物，排出呼吸道。

2.改善呼吸肌力和效力产生咳嗽反射，促进排痰。

二、操作前准备

1.物品准备　枕头、抱枕或类似物数个，卫生纸或毛巾。

2.向患者解释操作过程、方法和目的。

3.最好有医生指导，明确患者主要是哪一侧肺部需要或者更需要引流。

4.洗手。

三、操作步骤

1.将患者安置为侧卧位（患侧肺部在高位），并用枕头、抱枕或者衣物适当支托，保持侧卧位相对稳定（图1-78）。

图 1-78

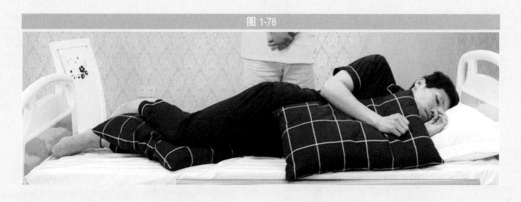

2. 将卫生纸或毛巾放在患者嘴边，以便接住分泌物。

3. 维持上述姿势至少 5 分钟，体弱及呼吸困难者不宜。

4. 最好帮助患者轻拍胸部或将手掌屈曲，由下向上，由外向内轻轻叩击背部，以促进排痰。

5. 尽量鼓励患者用力咳嗽排痰。坐起或上身向前倾斜，缓慢深呼吸两次，在最后一次深呼吸后，张嘴呼气期间用力做两次短而有力的咳嗽。应避免无效咳嗽，减少体力消耗。

四、注意事项

1. 不适用于高龄及极度虚弱、无法耐受所需的体位、无力排出分泌物（在这种情况下，体位引流将导致低氧血症）的患者。

2. 不适用于胸廓或脊柱骨折、近期大咯血或严重骨质疏松的患者。

3. 引流应在饭前进行，一般在早晚进行，因饭后易致呕吐。

4. 说服患者配合引流治疗，引流时鼓励患者适当咳嗽。

5. 引流过程中注意观察患者，有无咯血、面色青紫、头晕、出汗、疲劳等情况，如有上述症状应立即终止体位引流。

6. 引流体位不宜刻板执行，应采用患者既能接受，又易于排痰的体位。

扫描二维码看视频

体位引流

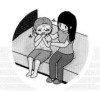

第 19 天　翻身拍背

一、目的

1. 协助不能起床或者翻身的患者变换体位，使患者舒适、安全。

2. 便于护理。

3. 减少并发症的发生，如坠积性肺炎、关节畸形。

4. 使身体各部肌肉轮换承受身体的重量，减少因局部长期受压而导致压疮发生的机会。

二、操作前准备

1. 评估患者体重、活动能力、进食时间、心理状况及配合程度。

2. 评估患者有无活动性出血、咯血、肋骨骨折等禁忌证。

三、操作步骤

1. 单人翻身侧卧法（适用于体重较轻的患者）　①将患者肩部、臀部移向操作者同侧床沿，再将患者双下肢移近操作者同侧床沿，协助或嘱患者屈膝（图1-79）。②操作者一手托肩，一手扶膝，轻轻将患者转向操作者对侧，使患者背向操作者（图1-80~图1-82）。

图 1-79

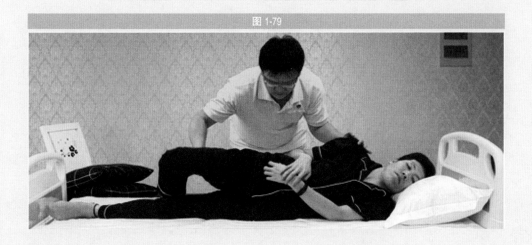

图 1-80

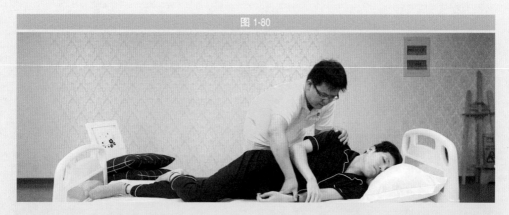

图 1-81

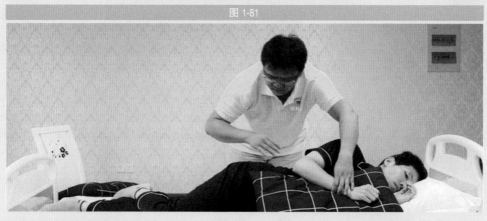

图 1-82

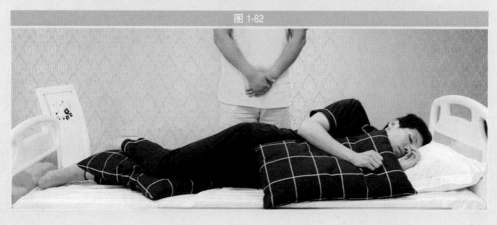

2. 二人翻身侧卧法（适用于体重较重的患者）①两名操作者站在床的同一侧，一人托住患者颈肩部和腰部，另一人托住患者臀部和腘窝部，同时将患者稍抬起移向靠近操作者的一侧（图 1-83）。②两名操作者站在同一侧，分别托扶患者的肩、腰部和臀、膝部，轻轻将患者转向对侧（图 1-84~ 图 1-86）。

3. 拍背 患者取坐位或者侧卧位，操作者将手固定成背隆掌空状，也就是手背隆起、手掌中空、手指弯曲、拇指紧靠食指，有节奏地从肺底自下而上，由外向内轻轻叩击。边叩击边鼓励患者咳嗽（图 1-87）。

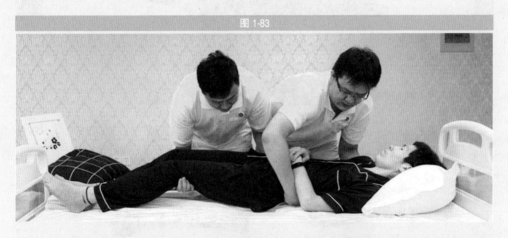

图 1-83

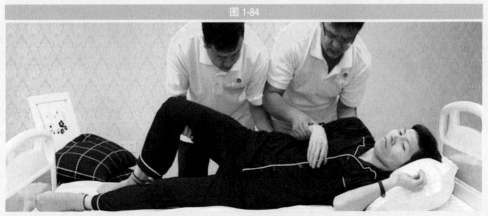

图 1-84

图 1-85

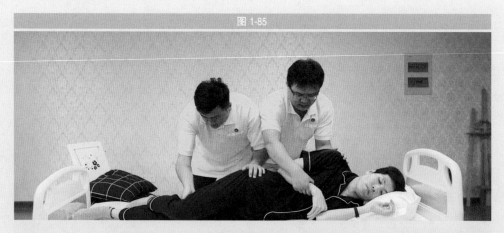

图 1-86

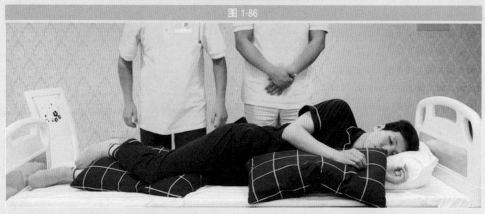

图 1-87

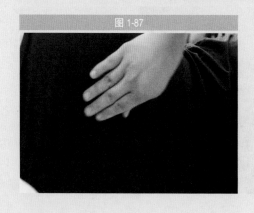

四、注意事项

1. 对清醒患者要先做解释说明，以求合作。

2. 翻身时动作要轻柔，不要拖、拉、推，使患者身体略离开床面。

3. 翻身后将床单整理平整，并保持干燥清洁。

4. 每次翻身检查局部受压的皮肤。

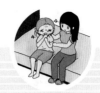

5. 背部叩击时间以 5~10 分钟为宜，应安排在餐后 2 小时或餐前 30 分钟完成。

6. 避免直接在赤裸的皮肤上操作，应避免饭后 2 小时内操作。

7. 每个部位拍 1~3 分钟，每分钟 120~130 次。

8. 拍背时手应离开胸壁 10~15 厘米为宜。

9. 避开脊柱、乳房、心前区部位。

扫描二维码看视频

单人翻身侧卧法

扫描二维码看视频

二人翻身侧卧法

扫描二维码看视频

拍背

第20天 衣服的选择

一般健康人挑选自己喜爱、穿着舒适的衣服即可，但由于某些疾病，或是步入老年造成行动不便、体质虚弱，衣服的选择就有些不一样了。下面介绍老年人的衣服如何选择，其他行动不便或生病体质虚弱者可以借鉴。

老年人体质会发生不小的变化，体力大不如从前，抗病能力变弱，新陈代谢减慢。冬冷夏热对正常人来说是可以耐受的，但是如果是老年人的话，衣服就得细心挑选了。做到以下几个原则是必须的：暖、轻、软、宽大、简单。

老年人在夏季不要穿深色的衣服，要选择那些吸汗能力强、透气性好、开口部分宽、穿着舒服、便于洗涤的衣服，以便体热散发和传导。丝绸不易与汗湿皮肤紧贴，易于散热，做夏装最合适。老年人在冬季要选择保暖性能好的衣服，但不要穿得太多，以免出汗后，经冷风一吹，反而容易感冒。

穿衣时要特别注意身体重要部位的保暖，上半身要注意背部和上臂的保暖，下半身要注意腹部、腰部和大腿的保暖。加一件棉背心，戴顶"老头帽"，对防止受凉有很大帮助。冬天的棉裤较重，易下坠，最好做成背带式。

老年人的衣服宜宽大、轻软、合体、舒适，衣服样式要简单、穿脱方便，不要穿套头衣服，纽扣多的衣服也不宜多，宜穿对襟服装。

老年人的贴身衣服最好是棉布或棉织品，不宜选化纤内衣。因为化纤内衣带静电，对皮肤有刺激作用，容易引起老年人皮肤瘙痒。但患有风湿性关节炎的老年人则可以穿用氯纶制成的裤子，因为氯纶产生的静电，对治疗风湿性关节炎有一定帮助。双脚是血管分布的末梢，皮下脂肪比较薄，大部分为致密纤维组织，保温作用较差。"寒从脚下生"就是这个道理。老年人由于末梢循环较常人差，更容易脚冷。双脚受凉会反射性引起鼻黏膜血管收缩，导致感冒，有的老人还会出现胃痛、腹泻、心律失常、腿麻木等症状。因此，老年人

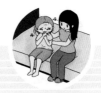

的袜子应具有维持正常体温、保持身体清洁，甚至保健的作用。老年人要准备齐全不同季节穿的鞋袜。在冬季，最好穿保暖、透气、防滑的棉鞋，穿防寒性能较优的棉袜和仿毛尼龙袜。脚掌上分布的汗腺与手掌上的一样丰富，即使人体其他部位的皮肤汗腺分泌全部停止，脚掌的汗腺分泌仍在进行。特别是在夏天，老年人要穿单薄、透气、吸湿、排湿性好的袜子，才有利于脚汗的挥发。

老人穿衣忌"三紧"，即领口、腰带、袜口紧。老人穿衣除了讲求美观、舒适，更要讲求健康，切忌穿紧身瘦小的衣服，尤其不要选领口紧、腰口紧、袜口紧的衣物。领口紧会影响心脏向头颈部输送血液，通过压迫颈部颈动脉窦中的压力感受器，引起血压下降和心跳减慢，甚至引发脑供血不足，使人出现头痛、头晕、恶心等症状，尤其是患有高血压、动脉硬化、冠心病、糖尿病的老人，容易因此晕倒，甚至休克。腰口紧不仅会束缚腰部的骨骼和肌肉，影响这些部位的血液循环和营养供应，还会使腰痛加重。过紧的腰口还会把腹腔内的肠道束得很紧，影响消化功能。因此，肠胃功能差的老人，不能长期穿腰口紧的裤子。袜口紧会使血液无法顺利通向脚部，影响血液循环，时间长了，老人可能出现脚胀、脚凉、腿脚麻木等症状。穿衣原则看似简单，但是对于老人、行动不便或是身体虚弱者来说却是很重要的。

第 21 天　穿脱衣物的技巧

一、目的

1. 保证患者清洁、舒适。

2. 利于活动和锻炼。

二、操作前准备

1. 物品准备　衬衫、裤子、袜子等各种衣服。

2. 评估患者病情、合作程度，解释并争取患者配合。

三、操作步骤

1. 穿脱内衣　①先把衫袖套进活动能力相对较差的上肢（图 1-88）。②随即穿上另一衫袖（图 1-89）。③向前弯腰并把头垂下，健侧手臂将领口撑开（图 1-90）。④将衣服拉下并整理好（图 1-91）。⑤弯腰，健侧手臂从背后将衣服拉过头部，脱衣时头垂下并向前（图 1-92）。

2. 穿衬衫　①先把衫袖套进患侧手臂并拉至手肘位置（图 1-93）。②健侧手臂拉着衣领，沿肩膀把衬衫拉至健侧（图 1-94）。③健侧手臂随即穿进另一衫袖（图 1-95）。④扣好纽扣（图 1-96）。

3. 脱衬衫　①先将健侧手臂衫袖脱下（图 1-97、图 1-98）。②用健侧手臂从背后将衣服拉过头部，脱衫时头下垂并向前（图 1-99、图 1-100）。不少中

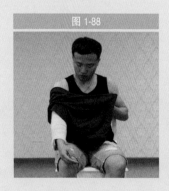

图 1-88

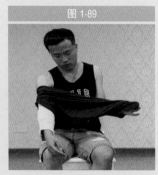

图 1-89

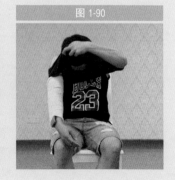

图 1-90

图 1-91
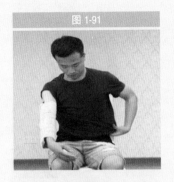

图 1-92
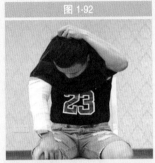

图 1-93
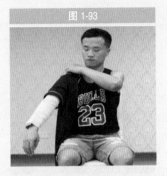

图 1-94
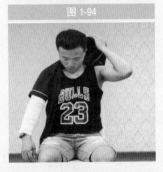

图 1-95
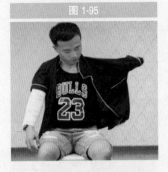

图 1-96
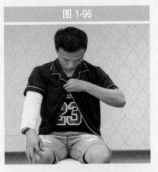

图 1-97
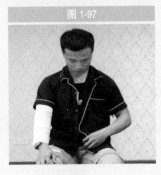

图 1-98
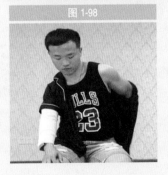

图 1-99
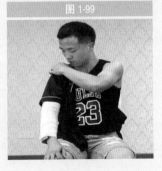

风患者感到单手扣钮有困难，解决办法是将纽扣改为魔术贴，或使用纽扣辅助器。

4.穿长裤 ①将患肢交叉搭在健肢上，把裤管套进患肢（图1-101、图1-102）。②将裤管拉高直至脚掌露出。③健肢继而穿进另一裤管，将裤头尽量拉高至大腿（图1-103）。④撑着双手弯腰向前站起。⑤把裤子拉过臀部，然后坐下，拉上裤链（图1-104）。⑥不

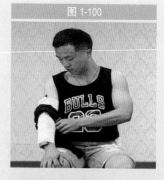

图 1-100

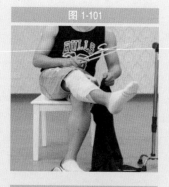

图 1-101

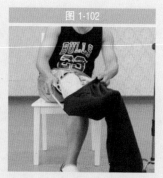

图 1-102

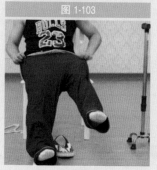

图 1-103

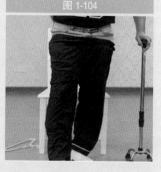

图 1-104

扫描二维码看视频

穿长裤

能站起的患者，可躺下，翘起臀部，把裤子拉高。

5. 穿鞋　将患足交叉搭在健足上穿，或以鞋拔协助。

6. 穿袜　将患足交叉搭在健足上穿，或将患足放在矮椅上穿。

扫描二维码看视频

穿内衣

扫描二维码看视频

脱内衣

四、注意事项

1. 站起时要拉着裤头。以免裤管下滑。

2. 若拉拉链有困难，可改用魔术贴。

扫描二维码看视频

穿衬衫

扫描二维码看视频

脱衬衫

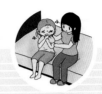

第 22 天　排尿训练

一、目的

1. 保持有规律的排尿（每 3~4 小时 1 次）。

2. 减少残余尿量（小于 100 毫升）。

3. 维护膀胱输尿管的瓣膜功能，避免产生尿液返流和肾积水。

4. 减少泌尿系统感染率，保护肾脏功能。

5. 提高患者生活质量，增强在社交生活中的独立性。

二、操作前准备

1. 用物准备　便器。

2. 环境准备　私密、安静的环境。

3. 告知患者膀胱功能训练目的和方法，指导患者配合。

三、操作步骤

1. 使用便器习惯训练　定时使用便器，建立规律的排尿习惯。

2. 饮水训练　在日间给予饮水，每小时饮水 100~150 毫升。

3. 骨盆底肌肉训练　视患者情况取卧位、站位或坐位，教患者试做排尿或排便动作，先慢慢收紧肛门，再收缩阴道、尿道，使骨盆底肌上提，大腿和腹部肌肉保持放松，每次收缩不少于 3 秒，放松时间为 10 秒，连续 10 次，每日 5~10 次。

4. 留置尿管患者训练方法　间断夹闭导尿管，每 4 小时开放 1 次。

四、注意事项

1. 日间每 2 小时给予便器排尿，夜间每隔 4 小时给予便器排尿。

2. 每日摄入水量 1 500~2 000 毫升，限水患者，如心功能不全、肾功能不全、水肿等不宜进行饮水训练。入睡前适当限制饮水，减少夜间尿量。

3. 训练过程询问患者感受，观察患者有无气促、心悸症状。询问患者排尿时有无疼痛感。

第23天 辅助排尿

尿液在肾脏生成后，经输尿管暂贮于膀胱中，贮到一定量后，通过尿道排出体外的过程称为排尿。排尿是受中枢神经系统控制的复杂反射活动。正常行为能力人可以控制排尿，有些高龄老人或某些患者需要他人使用导尿术、尿布、尿壶或便盆协助排尿。

一、目 的

1. 协助无自理能力的患者排尿。

2. 保持臀部皮肤清洁、干燥、舒适，防止尿液、粪便等因素对皮肤长时间的刺激。

3. 预防尿布皮炎的发生或促进原有的尿布皮炎逐步痊愈。

二、操作前准备

1. 物品准备 一次性无菌导尿包（内含治疗盘、导尿管、石蜡油棉球、洞巾、纱布、内有生理盐水的20毫升注射器），尿布、水盆、温水和毛巾，尿盆或尿壶等。

2. 如患者清醒应做好解释工作，以取得配合，摆好体位。

3. 洗手，戴口罩和帽子。

三、操作步骤

1. 导尿术 关闭门窗，保护患者隐私，冬天应注意保暖。患者取屈膝仰卧位，两腿外展分开，充分暴露会阴部，臀部垫一次性尿布，打开导尿包置于操作者身旁，以利于取用物品，进行初步消毒。

男患者：持镊子夹消毒棉球进行初步消毒，依次为阴阜（由远及近、从上至下3次）、阴茎、阴囊。先消毒阴阜和阴茎背侧（中→近→远），然后左手持无菌纱布提起阴茎并后推包皮暴露尿道口，夹取棉球自尿道口至龟头螺旋向上至冠状沟，重复消毒两次；戴无菌手套，铺洞巾，整理用物，用石蜡油润滑导尿管。一手用无菌纱布裹住阴茎，将包皮向后推，暴露尿道口，用消毒棉球消毒尿道口、龟头及冠状沟两次以上。

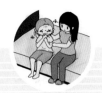

嘱患者张口呼吸放松，持导尿管前端对准尿道口轻轻插入20~22厘米（有阻力后可将阴茎向上提，与腹壁成60°角），见尿液流出再插入3~5厘米，将尿液引流入集尿袋内。

女患者：消毒顺序为阴阜→对侧大阴唇→近侧大阴唇→对侧大小阴唇沟→近侧大小阴唇沟→对侧小阴唇→近侧小阴唇→尿道口、肛门；从上而下，从外向里，每只棉球只用一次。铺无菌巾，尿道口消毒一次，用左手拇、示（食）指分开并固定小阴唇，右手用镊子夹棉球自上而下、由外向内分别消毒两侧小阴唇2次。一手固定小阴唇，嘱患者张口呼吸并放松，持已润滑导尿管前端，对准尿道口插入4~6厘米，见尿液流出再插入3~5厘米，将尿液引流入集尿袋内。

根据导尿管上注明的气囊容积向气囊内注入等量的生理盐水（10~20毫升），轻轻拉导尿管有阻力感，即说明导尿管已固定于膀胱内。固定集尿袋，撤出患者臀部下面尿布，协助患者穿好裤子，整理床铺和垃圾。

2.拔导尿管　用注射器抽出导尿管气囊内所有生理盐水，轻轻拔出导尿管，擦净外阴。

四、注意事项

1.一般成人使用16号或18号导尿管；老年人尿道肌肉较为松弛，收缩力差，宜选择较粗的导尿管，一般为20~22号，以防漏尿。

2.硅胶导尿管每个月更换一次。

3.因尿道狭窄、前列腺增生等各种原因导致导尿管插入困难或者插入失败，应及时送医院诊治。

第24天 更换尿布

一、目的

1. 保持臀部皮肤清洁、干燥、舒适，防止尿液、粪便等因素对皮肤长时间的刺激。

2. 预防尿布皮炎的发生或促进原有的尿布皮炎逐步痊愈。

二、操作前准备

1. 物品准备　尿布、水盆、温水和毛巾，尿盆或尿壶等。

2. 如患者清醒应做好解释工作，以取得配合，摆好体位。

3. 洗手，戴口罩和帽子。

三、操作步骤

将水盆、毛巾放在床旁座椅上。掀开患者下身盖被，双手分别扶住老年人的肩部，髋部翻转使其身体呈侧卧位，将身体下污染的一次性尿布向侧卧位方向折叠，取温湿毛巾擦拭会阴部，观察老年人会阴部及臀部皮肤情况。将清洁的一次性尿布一半平铺，一半卷折，翻转老年人身体呈平卧位，撤下污染的一次性尿布放入专用污物桶。整理并拉平清洁的一次性尿布，盖好被子。

四、注意事项

1. 定时查看尿布浸湿情况，防止发生尿布疹及压疮。

2. 更换一次性尿布时，动作应轻而稳，避免老年人受凉。

3. 为老年人更换一次性尿布时，应使用温热毛巾擦拭或清洗会阴部，以减轻异味，保持局部清洁干燥。

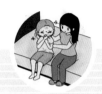

第25天　尿壶的使用方法

一、目的

1. 保护皮肤。

2. 保持床褥、衣服清洁，室内空气清新。

二、操作前准备

1. 物品准备　便盆、尿布、便盆布或报纸、水盆、温水、毛巾、卫生纸等。

2. 如患者清醒应做好解释工作，以取得配合，摆好体位。

3. 洗手，戴口罩和帽子。

三、操作步骤

1. 尿壶的使用　将尿壶放置于床旁，伸手容易拿到的位置，协助男性患者半卧位、床边坐位或站位，脱裤至大腿，充分露出外生殖器（阴茎），将阴茎放入尿壶接住小便，小便后协助患者穿好裤子并将患者安置于舒适体位，最后清理尿壶待下次使用。

2. 便盆的使用　将便盆携至床边，协助女性患者脱裤至膝部并屈膝，一手扶住患者腰和骶尾部，另一只手放置便盆在患者臀下（开口向足部），排便后一手托起患者腰和骶尾部，另一只手取出便盆，协助患者于舒适体位，最后清理便盆。

四、注意事项

尿壶适用于有意识且能控制大小便的患者，昏迷无意识或大小便失禁的患者不宜使用。

第 26 天　床上排便

当粪便充满直肠，刺激肠壁感受器，发出冲动传入腰骶部脊髓内的低级排便中枢，同时上传至大脑皮层可产生便意。如环境许可，大脑皮质即发出冲动，使排便中枢兴奋增强，产生排便反射，使乙状结肠和直肠收缩，肛门括约肌舒张，同时还须有意识地先行深吸气，声门关闭，增加胸腔压力，使膈肌下降、腹肌收缩，增加腹内压力，促进粪便排出体外。一般排便受大脑意识控制能自理，但有些高龄老人，某些排便失禁或自理困难患者，需要照看者协助排便。

一、操作步骤

1. 协助上厕所　适用于有一定自理能力的病患。搀扶病患到卫生间，解开腰带，脱裤子至膝部，协助坐位排便，卫生纸放于伸手可及处，排便后擦净肛门及周围皮肤，协助患者起身、穿裤子、系腰带，搀扶患者回房间，清理厕所并通风、洗手。

2. 协助床上使用便盆　将便盆携至床边，协助患者脱裤至膝部并屈膝，一手扶住患者腰和骶尾部，另一只手放置便盆在患者臀下（开口向足部），遮盖下身，排便后一手托起患者腰和骶尾部，另一只手取出便盆，用便盆布或报纸遮盖便盆，擦净肛门及周围皮肤，必要时可用清水清洗，最后开窗通风，清理便盆（图 1-105～图 1-108）。

二、注意事项

1. 便桶要坐稳，手扶支撑物，起身要慢速。

2. 将病患臀部抬起后方可放入便盆，以防损伤皮肤。

3. 观察粪便的性状有无异常，如发现异常应及时就医。

4. 便后要清洗便盆，开窗通风以保持空气清新。

5. 如便秘或腹泻应及时就医，在医师和护士指导下协助患者排便。

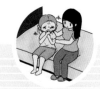

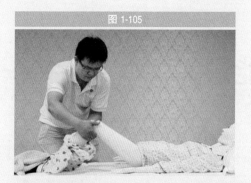

图 1-105

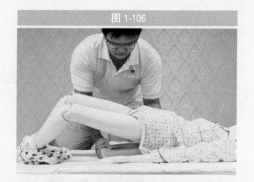

图 1-106

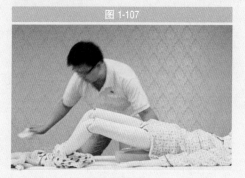

图 1-107

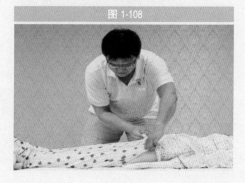

图 1-108

扫描二维码看视频

床上排便

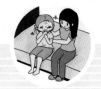

第 27 天　肢体功能锻炼

一、目的

1.维持关节活动度。

2.预防关节僵硬、粘连和挛缩。

3.促进血液循环，有利于关节营养的供给。

4.恢复关节功能。

5.维持肌张力。

二、操作前准备

1.环境准备　病室应安静，空气清新，温度、湿度适宜。

2.患者准备　餐后 2 小时；协助排空大小便，取平卧位；更换宽松舒适衣物。

三、操作步骤

1.主动肢体功能锻炼

（1）床上卧位活动：双手握拳，手臂及下肢交替屈伸或抬起放下。

（2）床上半卧位活动：从床上借助外力（两侧床挡或床尾链）坐起，除进行床上卧位活动外，还应增加上下肢撑床等抗阻力练习。

（3）床下半卧位活动：从床上坐起，借外力移于椅子上，做提腿、原地踏步动作。

（4）站立运动：从坐位转为站位，可扶床架或椅背站立，一腿提起片刻再换另一腿提起。

（5）步行练习：开始可以扶床架或桌子行走，之后可持手杖行走，最后逐渐摆脱辅助物行走。

（6）日常行为与精细动作锻炼：让患者自己穿脱衣裤、刷牙、洗脸。开始可协助患者做，以后逐渐放手让患者单独去做，让患者多做一些摘菜、剥豆等精细动作的训练。

2.被动肢体功能锻炼

（1）功能锻炼前进行肌肉按摩：从下向上，3~5 次 / 分，促进血液循环，然后从肩关节开始活动。

（2）活动肩关节：一手扶住患者肩关节，一手扶住上臂，完成前屈、后伸、内收、外展、旋内、旋外和环转运

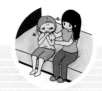

动。每个动作做 5~10 次。

（3）活动肘关节：完成屈、伸、旋内、旋外运动及内收、外展、环转运动。

（4）活动腕关节：做屈、伸、内收、外展及环转运动。

（5）活动各手指：做屈、伸运动。

（6）活动下肢：先按摩下肢肌肉，自下而上按摩 3~5 次，促进血液循环。

（7）活动髋关节：完成屈、伸、内收、外展、旋内、旋外及环转运动。活动时操作者一手放置于患者膝下，一手稳住患者足跟进行活动，做 5~10 次。

（8）活动膝关节：做屈、伸运动 5~10 次。

（9）活动踝关节：做跖屈（伸）、背伸（屈）运动 5~10 次。

（10）完成跖趾关节屈、伸运动 5~10 次。

运动结束后，协助患者采取舒适体位，在患者肩部、臀部、膝下、足下放软枕，下肢屈曲，最后整理用物。

四、注意事项

1. 在进行肢体功能锻炼时，要将患者的安全放在首位，必要时应有专人陪同，以保证患者的安全。

2. 注意活动力度：起初不宜过大，时间不宜过长，逐渐增加活动力度及延长活动时间。

3. 注意保持各关节功能位，预防关节畸形。

4. 按摩应以轻柔、缓慢的手法进行。对瘫痪肌进行按摩、揉捏；对抗肌予以安抚性按摩，使其放松。

5. 锻炼时应先健侧后患侧，并由大关节开始逐渐过渡到小关节。对肘、指、踝关节要特别注意活动。掌指关节活动时注意使手指分开。

6. 锻炼时间、次数可根据自身和患者情况做适当调整，以患者不感疲劳为度，且每日应锻炼 3 次。

7. 锻炼必须每日进行，持之以恒，方能收到满意效果。

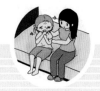

第 28 天　鼻饲

鼻饲法就是把胃管通过鼻腔送到患者胃中，通过胃管往患者胃中注入流质食物，通常用于昏迷或者不能自己进食的患者。

一、目的

对不能经口进食的患者，从胃管灌入流质食物，保证患者摄入足够的营养、水分和药物，以利早日康复。

二、操作前准备

1. 洗手，戴口罩（如果有）。

2. 用物准备　60毫升推杆式注射器、毛巾或餐巾纸、别针、温开水、鼻饲液（38~40℃）、容器（比如碗）。

3. 检查胃管是否在胃内（三者选一）①用注射器抽吸，可抽出胃液或食物。②快速注入10~20毫升空气，用听诊器在胃部能听到气过水声。③将胃管末端放入盛水的碗中，无气体逸出。

三、操作步骤

1. 做好解释，取得患者的合作。

2. 根据病情取适当体位，一般半卧位比较好（图1-109）。

3. 铺毛巾或者餐巾纸。

4. 鼻饲前应用20毫升温开水冲洗胃管（图1-110）。

5. 鼻饲液温度应适宜（38~40℃），可将针管外侧置于手腕内侧旋转测试温度（图1-111）。

6. 鼻饲速度应适宜。

7. 鼻饲量应适宜，每次不超过200毫升（图1-112）。

8. 每次鼻饲间隔时间＞2小时。

9. 鼻饲后应用20毫升温开水冲洗胃管。

10. 鼻饲过程中注意观察患者的反应。

11. 喂毕正确处理胃管的末端。妥善固定胃管，胃管末端封闭，并用纱布包好（图1-113）。

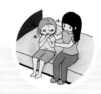

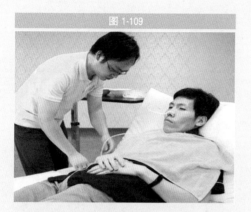

图 1-109

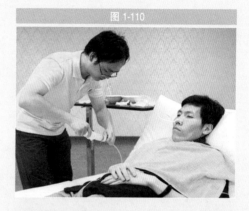

图 1-110

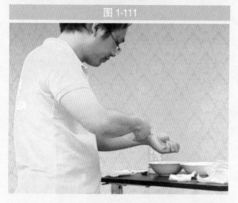

图 1-111

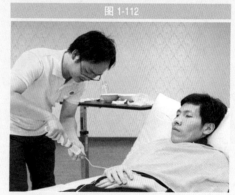

图 1-112

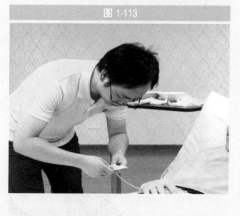

图 1-113

四、注意事项

1. 避免胃管脱出。

2. 记录时间、鼻饲量。

3. 动作轻巧。

扫描二维码看视频

鼻饲

第 29 天　喂食

一、目的

1. 帮助患者能够进食。

2. 防止误吸、营养不良和脱水。

3. 提高患者自己进食的能力。

二、操作前准备

1. 洗手，戴口罩（如果有）。

2. 用物准备　餐具、食物、餐巾、餐巾纸、水杯（盛温水）、小餐桌等。

3. 患者准备　评估患者意识、认知度、合作程度；协助排便、洗手、戴假牙、餐前口服药物。

4. 环境准备　居室干净，空气新鲜、无异味。

三、操作步骤

1. 做好解释，取得患者的合作。

2. 摇高床头 30°，放下床挡。

3. 照看者站在右侧。

4. 协助患者右侧卧位。

5. 颈肩部、左上肢、左下肢、背部垫软枕。

6. 拉起床挡。

7. 物品放置于餐桌上，老年人颌下垫餐巾，手边放餐巾纸（图 1-114）。

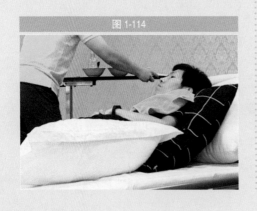

图 1-114

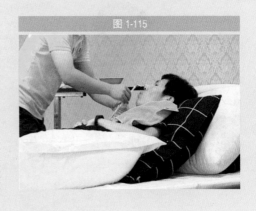

图 1-115

8. 测试水温，确保食物温度适宜。

9. 喂水：先喂一口水湿润口腔、食管（图 1-115）。

10. 喂饭：喂 1/3 汤匙固体食物，咽下后再喂一口汤，按一口饭、一口汤的顺序，直至喂完（图 1-116）。

11. 协助漱口，擦干口角水渍和饭渣（图 1-117）。

12. 保持进餐体位 30 分钟后恢复平卧。

13. 整理用品。

四、注意事项

1. 注意食物温度适宜，避免过热或过冷。

2. 操作过程应轻柔、准确，进食速度缓慢，避免呛咳或噎食。

3. 出现吞咽困难症状时，立即停止喂食。

4. 一旦发生噎食，应立即停止喂饭并进行抢救，同时呼叫"120"送医院急诊。

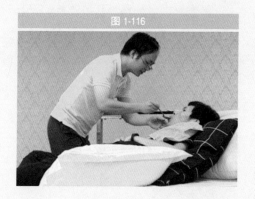

图 1-116

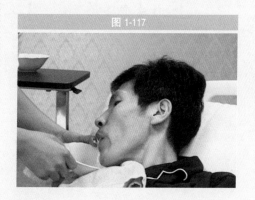

图 1-117

扫描二维码看视频

喂食

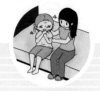

第 30 天　压疮护理

一、目的

1. 避免局部组织长期受压，促进皮肤的血液循环。

2. 保护患者的皮肤，防止溃烂、坏死，保持其正常功能。

二、操作前准备

1. 物品准备　50% 乙醇（酒精）或乳液、脸盆、毛巾、垫圈、枕头。

2. 有条件者可睡气垫床。

三、操作步骤

1. 检查受压部位皮肤状况。

2. 清洁皮肤，用温水擦浴，保持皮肤清洁、干燥。

3. 协助患者更换体位，每 1~2 小时 1 次。

4. 整理床铺，保持床铺清洁、干燥、平整。

5. 根据病情协助患者适当活动。

6. 根据病情按摩受压皮肤。

7. 根据病情采取气垫减压，骨关节突出处垫软枕，或使用柔软通气的垫圈等方法。

8. 对出现压疮的患者，根据其分期、部位、面积、有无感染等，进行压疮治疗和护理。

9. 观察压疮的进展情况，若压疮出现红、肿、痛等感染征象时，应及时送医院诊治。

四、注意事项

1. 协助患者翻身、变换体位时，避免拖、拉、推等动作，以免损伤皮肤。

2. 对反应性充血的皮肤组织不宜按摩。

3. 清洁皮肤时，应避免使用肥皂、酒精等，以免皮肤干燥。

4. 不使用损坏的便盆，协助患者抬高臀部，不可硬塞、硬拉便盆。

5. 保护患者隐私，防止着凉，保证安全。

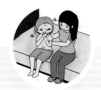

第31天 热敷

热敷能使肌肉松弛，血管扩张，促进血液循环，有消炎、消肿、减轻疼痛、保暖的作用，可用于治疗腰肌劳损、四肢关节疼痛、胃肠痉挛等。热敷的方法有干热敷和湿热敷两种。一般湿热敷温度为50℃，湿热的穿透力强，作用也强。干热敷比较方便，温度一般为60~70℃，但对于昏迷、瘫痪、局部知觉障碍、婴幼儿和老年人，温度应限制在50℃以内，以免烫伤。热敷时间一般为20~30分钟。常用的方法有热水袋热敷、热毛巾热敷，以及把米、盐、砂炒热后装入布袋热敷等方法。还有药物热敷，可使药物通过局部吸收，达到"直达病所"的目的，使治疗更直接、更有效，但应在医师指导下使用。

一、目的
消炎、消肿，减轻疼痛及保暖等。

二、操作前准备
热水袋、面盆、热水、毛巾等。

三、操作步骤

1. **热水袋法** 用开水、凉水大约各一半，调节水温至50~60℃。热水袋去塞灌入热水至半满或2/3满，排出袋内空气，拧紧塞子。倒提热水袋，抖动检查是否漏水，擦干热水袋表面，并装上布套，放在患者需要的部位。现在很多家庭使用电热水袋，也可加热至合适温度，用布套包上后放在患者需要热敷的部位。

2. **湿热敷法** 将毛巾放在热水中浸湿拧干，放在所需要热敷的部位，然后盖上干毛巾或棉垫，以保持热度（图1-118）。敷布的温度以患者不感觉烫、

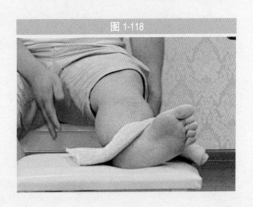
图 1-118

能耐受为原则。湿热敷也可采用在热湿毛巾上放热水袋的方法，以保持热度。湿热敷一般应持续 20~30 分钟。在热敷过程中，应经常观察局部皮肤颜色，询问患者感觉烫不烫，避免发生烫伤。同时，热敷后应将局部皮肤擦干盖好，不要立即外出，避免着凉感冒。

四、注意事项

1. 不管哪一种热敷法，都应防止烫伤。尤其是对卧床老人和昏迷者更应小心，如发现肌肤发红起泡，应立即停止热敷。

2. 使用热水袋的患者，身体局部要经常检查，如发现皮肤极度潮红应立即停用，并涂抹凡士林以保护皮肤；如起泡，应咨询医护人员或将患者送医院处理。

3. 热敷时，应根据需要及时更换热水，以保持适宜温度。

扫描二维码看视频

热敷

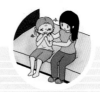

第 32 天　冷疗

冷疗是用低于人体温度的物质，刺激皮肤的周围神经感受器，通过神经传导到大脑皮质，在大脑皮质的调节下，引起皮肤及内脏器官血管的收缩或舒张，从而改变局部或全身的体液循环及细胞的新陈代谢，以达到止血、止痛、消炎、退热和增进舒适感的目的。

一、冷疗的目的

1.控制炎症扩散　冷疗可使局部血流减少，降低细胞的新陈代谢和细菌的活力，限制炎症的扩散。适用于炎症早期。

2.减轻组织的肿胀和疼痛　冷疗可以抑制细胞的活动，减慢神经冲动的传导，降低神经末梢的敏感性，从而减轻疼痛；冷疗可使血管收缩，血管壁的通透性降低，渗出减少，减轻由组织肿胀压迫神经末梢引起的疼痛。适用于牙痛、烫伤、局部软组织挫伤、急性损伤初期。

3.减轻局部组织充血或出血　冷疗可使局部血管收缩，血流减慢，血液的黏稠度增加，有利于血液凝固，从而控制出血。适用于鼻出血和局部软组织损伤的早期等。

4.降低体温　冷疗可直接与皮肤接触，通过传导与蒸发的物理作用，使体温降低。适用于高热、中暑等。

二、冷疗的禁忌

1.局部血液循环不良　如皮肤大面积受损、休克、微循环障碍等患者。冷疗会加重血液循环障碍，可引起组织变性及坏死。

2.慢性炎症或深部有化脓病灶时　冷疗可使局部血流量减少，妨碍炎症吸收。

3.水肿部位　冷疗可使血管收缩，血流减少，影响细胞间液的吸收。

4.昏迷、感觉异常、对冷过敏、心脏病及体质虚弱者均应慎用冷疗。

5.不宜冷疗的部位　枕后、耳郭（耳廓）、阴囊处用冷疗易引起冻伤；

心前区用冷疗易引起反射性心率减慢、心律不齐；腹部用冷疗易引起腹痛、腹泻；足底用冷疗可引起反射性的冠状动脉收缩。

无论是热疗还是冷疗，均有湿法和干法两大类。一般来说，湿法的效果要优于干法，因为水的传导能力比空气强得多。因此，使用干热法的温度应比湿热法高一些；使用干冷法的温度应比湿冷法低一些，才会达到治疗效果。根据冷疗面积及方式，冷疗法可分为局部冷疗法和全身冷疗法。局部冷疗法包括使用冰袋、冰囊、冰帽、冰槽、冷湿敷法和化学制冷袋等；全身冷疗法包括温水擦浴、酒精擦浴、冰盐水灌肠等。

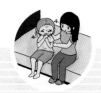

第33天　冷毛巾降温

一、目的

降温、止血、消炎、止痛。

二、操作前准备

1.物品准备　盆、毛巾、冷水、冰块等。

2.评估患者并解释。

三、操作步骤

盆内盛冷水，可加冰块调节温度，将毛巾在水中浸泡至完全湿透，然后拿起拧至半干，没有水自然滴下。如用来退热，可轻擦面部或冷敷额头；也可用于扭伤时局部冷敷。每3~5分钟更换1次，持续15~20分钟。

四、注意事项

1.观察局部皮肤及患者反应。

2.冷水温度和毛巾湿度适当。

3.若为降温，使用冷湿敷30分钟后应测量体温并记录。

第 34 天　冰敷

一、目的

降低体温，局部消肿、止血，阻止发炎或化脓，减轻疼痛。

二、操作前准备

1. 物品准备　冰块、橡胶袋（装冰块用）、布袋、毛巾等。

2. 评估患者并解释。

三、操作步骤

1. 将冰块装入袋内至 1/2~2/3，排气，拧紧盖子，套好布袋。

2. 放置位置　高热患者放置于前额头顶部和（或）体表大血管处（颈部、腋窝、腹股沟）；急性损伤置于患处（图 1-119）。

3. 时间　不超过 30 分钟。

4. 注意观察患者反应和效果。

四、注意事项

1. 冰敷不宜超过 30 分钟，可休息 1小时后再使用，给予局部组织复原时间。

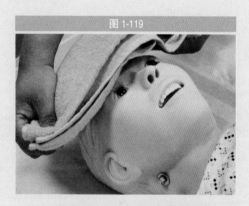
图 1-119

2. 使用过程中，检查冰块融化情况，及时更换与添加，保持布袋干燥。

3. 注意观察局部皮肤变化，每 10分钟查看一次局部皮肤颜色，确保患者局部皮肤无发紫、麻木及冻伤发生。

4. 冰袋使用 30 分钟后需测体温，如有下降提示降温有效，当体温降至 39℃以下，取下冰袋。监测体温如果上升，可再次使用。

扫描二维码看视频

冰敷

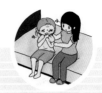

第 35 天 温水擦浴和酒精擦浴

温水擦浴和乙醇（酒精）擦浴通过蒸发和传导作用来增加机体的散热，以达到全身降温的目的，是常用的物理降温方法，主要用于高热患者降温。

一、目的

为高热患者降温。

二、操作前准备

1. 物品准备　盆、32~34℃温水、25%~35% 浓度酒精、毛巾、浴巾等。

2. 向患者做好解释，关窗等注意保护隐私。

三、操作步骤

1. 温水擦浴

（1）备齐用物携至床前，放置易取处。

（2）协助患者露出擦拭部位，下垫浴巾或大毛巾，拧干浸湿的毛巾缠在手上成手套式，以离心方向边擦边按摩，其顺序如下。

1）上肢：露出一侧上肢，自颈部沿上臂外侧擦至手背，自侧胸部经腋窝内侧至手心，同法擦拭另一上肢。

2）背腰部：使患者侧卧，露出背部，自颈向下擦拭全背部，擦干后穿好上衣。

3）露出一侧下肢，自髋部沿腿的外侧擦至足背，自腹股沟的内侧擦至踝部，自股下经腘窝擦至足跟；同法擦拭另一下肢，擦干后穿好裤子，盖好被子。

4）擦拭腋窝、肘窝、腹股沟、腘窝等体表大血管处，用力擦拭并延长时间，以促进散热。

（3）30分钟后测量体温，并记录体温，如体温下降提示有效。

（4）有条件可以将冰袋置于头部降温，同时将热水袋置于足底，保持舒适感。

2. 酒精擦浴　用于高热患者降温，擦浴方法同温水擦浴，酒精温度为30℃，浓度为 25%~35%。血液病患者禁用。

四、注意事项

1.全身冷疗面积大，在给患者实施的过程中，应密切观察患者的反应。

2.安全擦浴全过程不要超过 20 分钟，避免患者着凉。

3.切勿擦拭胸前区、腹部、后颈部、足心部。

4.注意患者的耐受性，擦浴后应注意观察患者的皮肤表面有无发红、苍白、出血点及患者是否感觉异常。半小时后测量患者体温，如有下降则视为有效。

5.擦浴时以轻拍方式进行，避免摩擦方式，因为摩擦易生热。

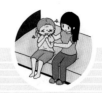

第 36 天　测血压

血压是指在血管内流动的血液对血管壁的侧压力，一般指的是动脉血压。血压一般以上肢肱动脉血压为标准。在安静状态下，正常人收缩压为90~139毫米汞柱（12~18.5千帕），舒张压为60~89毫米汞柱（8~11.8千帕），脉压（两者之差）为30~40毫米汞柱（4~5.3千帕）。

一、目的

1. 测量、记录患者的血压，判断有无异常情况。

2. 监测血压变化，间接了解循环系统的功能状况。

二、操作前准备

1. 患者安静休息15分钟以上。

2. 物品准备　血压计、听诊器、记录本、笔。

三、操作步骤

1. 被测人取坐位或仰卧位，露出上臂，将衣袖卷至肩部，伸直肘部，手掌向上。

2. 放平血压计，打开盖盒呈90°垂直位置，打开水银槽开关。

3. 将袖带平整无折地缠于上臂，袖带下缘距肘窝2~3厘米，松紧以能放入一指为宜。

4. 戴好听诊器，在袖带下缘将听诊器紧贴肘部动脉搏动最强处，一手固定，一手关闭气门，握住打气球向袖带内打气至肘部动脉搏动音消失，再上升20~30毫米汞柱。

5. 松开气门，汞柱缓慢下降，速度约为每秒4毫米汞柱，并注视汞柱所指的刻度。当从听诊器中听到第一声搏动音时汞柱对应刻度，即为收缩压（俗称"高压"）；继续缓慢放气，当搏动音突然变弱或消失时，汞柱对应刻度为舒张压（俗称"低压"）。

6. 若没有听清，可将水银柱放气至"0"位置，重新测量。测量完毕应关闭水银柱开关，以防水银外溢。收拾物品，记录所测量的血压结果。

四、注意事项

1. 患者的血压过高或者过低，务必再次复测。如果复测血压仍过高或过低，应请教专业医务人员或送医院就诊。

2. 应使血压计水银柱"0"点与患者手臂及心脏在同一水平线上。

3. 活动后或情绪激动时，应休息15~30分钟后再测量。

4. 偏瘫患者，应测量健侧手臂血压。因患侧血液循环障碍，测得的血压可能不能反映真实血压。

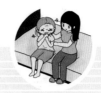

第 37 天　测血糖

血液中的糖分称为血糖，绝大多数情况下都是葡萄糖。体内各组织细胞活动所需的能量大部分来自葡萄糖，所以血糖必须保持一定的水平才能维持体内各器官和组织的需要。正常人空腹血糖浓度为 3.9~6.1 毫摩/升。空腹血糖浓度＞7.0 毫摩/升提示可能患有糖尿病，血糖浓度＜2.8 毫摩/升称为低血糖。发生低血糖时，清醒者应立即进食，昏迷者需要尽快就医，进行静脉注射高糖等处理。

一、目的

及时全面地掌握患者血糖的控制情况，为糖尿病患者合理饮食、运动及调整用药提供依据。

二、操作前准备

1. 物品准备　便携式血糖仪、血糖试纸、一次性采血针头、75% 医用酒精、医用棉签等。

2. 向患者解释，取得合作，助患者取舒适卧位，洗手。

三、操作步骤

1. 用 75% 酒精消毒患者指腹两侧皮肤，待干。

2. 将试纸插入血糖仪，并核对条码。

3. 捏紧患者指腹，针刺一侧皮肤。

4. 轻轻挤压手指（勿大力挤压，以免产生误差），把一滴血滴入试纸测试区，使测试区完全被血充满，血糖仪平放，等待屏幕显示结果。

5. 按压针刺部位 1~2 分钟。

6. 协助患者取舒适体位。

7. 整理用物，洗手。

四、注意事项

1. 选择末梢循环好、皮肤薄的指尖穿刺。

2. 勿过分挤压手指，以免组织内液影响结果。

3. 彻底清洁、消毒并晾干采血部

位，残留水分或酒精可能稀释血样，影响结果。

4.试纸应放于试纸筒内保存，不可放于潮湿的地方。

5.早期低血糖仅有出汗、心慌、乏力、饥饿等症状，神志清醒时，可给患者饮用糖水，或进食含糖较多的饼干或点心。如患者神志已发生改变，应该立即拨打"120"送医院就诊。

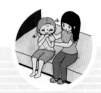

第 38 天　测体温

体温是指人身体内部的温度。正常人的体温为 37℃左右，可随人的生理状态、昼夜时差、年龄、性别、环境等不同而稍有波动。一般情况下，早晨 4~6 时体温最低，下午 5~6 时体温最高，但 24 小时内体温变化不超过 1℃。

由于身体内部的温度不容易测量，所以常以口腔、腋窝和直肠的温度来代表体温。正常人的口腔温度为 36.2~37.3℃，腋窝温度比口腔温度低 0.2~0.4℃，直肠温度比口腔温度高 0.3~0.5℃。直肠温度最接近人体内部的温度，但测量不方便，因此大多采用腋下和口腔测量体温。

一、目的

收集体温数据，为诊治疾病提供依据。

二、操作前准备

1.物品准备　体温计甩至 35℃以下，消毒备用。

（2）对清醒患者应做好解释说明工作，取得合作；对昏迷患者应摆好体位，以利于测量腋下体温。

三、操作步骤

1.口腔测量法　将口腔体温计（口表）消毒擦干，将口表水银头端放于患者舌下，让患者紧闭口唇，切勿用牙咬，也不要说话，以免体温表被咬碎或脱落。3 分钟后取出，在光亮处，将体温表横持，并慢慢转动，观察水平线位置的水银柱所在刻度。

2.腋下测量法（建议采用此法）擦干患者腋下，将体温计轻轻放入患者腋下，使水银头端位于腋窝的顶部，让患者夹紧腋窝。5~10 分钟后取出，查看方法同口表。

3.肛门测量法（需要专用体温计，一般不建议用此法）让患者屈膝侧卧或俯卧，露出臀部，将涂有凡士林或石蜡油的肛用体温计（肛表）的水银端，轻轻插入肛门内 3~4 厘米。3 分钟后取出，用软纸擦净体温表后，读出体温刻度。

四、注意事项

1. 意识不清或不配合的患者测体温时，请守候在患者身旁，以免发生温度计掉落等意外。

2. 如果有进食、饮水、淋浴、擦洗等影响测量体温的因素时，应推迟 30 分钟测量体温。

3. 如患者不慎咬破体温计，应立即清除口腔内玻璃碎片。汞在胃肠道内吸收缓慢，不必过于紧张，可以口服蛋清或牛奶，延缓汞的吸收，若病情允许，可吃富含纤维的食物，以促进汞的排泄。

4. 体形过于消瘦者不宜测量腋温。

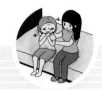

第 39 天　简易心肺复苏术

心脏骤停是指各种原因引起的、在无法预计的情况和时间内心脏突然停止跳动。心脏骤停不同于任何慢性病终末期的心脏停搏，若及时采取正确有效的复苏措施，患者有可能挽回生命并康复。

如得不到及时的抢救复苏，4~6分钟后即会造成患者脑和其他人体重要器官组织的不可逆损害，因此心搏骤停后的心肺复苏（CPR）必须在现场立即进行，也就是病患身边的旁观者（第一目击者）对病患进行心肺复苏术，为进一步抢救直至挽回心脏骤停患者的生命而赢得最宝贵的时间。

一、目的

1. 抢救发生意外情况的患者。

2. 恢复猝死患者的自主循环、自主呼吸及意识。

二、操作前准备

学好心肺复苏术就是随时做好准备。

三、操作步骤

1. 意识的判断　用双手轻拍患者双肩，问："喂！你叫什么名字呀？能听见我说话吗？"患者无反应。

2. 检查呼吸　观察患者胸部起伏，没有呼吸或者没有正常呼吸（即只有喘息）。

3. 呼救　请人帮忙，打"120"急救电话。

4. 把患者放在平坦的地面上或床上去枕仰卧（最好是硬板床，且不可因为摆放理想体位花费过多时间而耽误抢救），松解衣领及裤带，尽量暴露胸部。

5. 位于患者一侧（大部分人在右侧更顺手）。

6. 胸外按压 30 次

（1）按压部位：两乳头连线中点（胸骨中下 1/3 处）。

（2）按压手法：一只手的掌根紧贴患者的胸部，另一只手置于第一只手上，十指交叉，第一只手五指翘起，用手掌根部按压。双臂伸直，与地面垂直。

（3）快速按压：用上身力量按压100~120次／分。

（4）用力按压：使胸骨下陷5~6厘米。

（5）不间断按压：按压中断不超过10秒。

（6）按压时手掌不能离开胸部或移动位置。

（7）每次按压结束，保证胸廓完全回弹。

（8）平稳地按压，按压与放松时间为1:1，不要冲击式按压。

（9）按压30次。

7. 在胸外按压的同时，清理口腔异物打开气道　把头向一侧偏，清理口腔分泌物，去掉假牙等。

8. 用一只手的掌外侧按住患者的前额，另一只手提起患者的下颌，保持呼吸道通畅（仰头抬颌法）。

9. 人工呼吸2次

（1）捏紧患者的鼻翼，深吸一口气，口对口包严患者口唇周围，持续将气体吹入（大约1秒钟）。

（2）观察患者胸部隆起（胸部起伏2~3厘米）。

（3）连续做2次口对口人工呼吸（5秒2次）。

（4）如未见明显的胸部隆起时，可

以重复动作8，重新打开气道。

（5）吹气量500~600毫升，每次吹气1秒，间隔2秒。

10. 胸外按压与口对口人工呼吸按照30:2的比例进行，操作5个周期（心脏按压开始，送气结束）。

11. 连续5个周期约2分钟后，再重复1和2操作，如有意识和呼吸，表明心肺复苏成功；如无意识和呼吸，继续进行胸外心脏按压和人工呼吸。

四、注意事项

1. 胸外按压部位要准确。

2. 按压力量要均匀适度。

3. 按压姿势要正确。按压时，肩、肘、腕在一条直线上，并与患者身体长轴垂直。

4. 胸外按压最好配合人工呼吸。如果不会或者不愿做口对口人工呼吸，可以只做快速、有力、不间断的按压。

5. 按压通气比为30:2。

6. 吹气不要过快、过度，可能会引起胃胀气。

7. 如患者恢复自主呼吸和心跳，可停止心肺复苏术。

8. 如有专业医务人员到达，应该转交他们继续抢救。

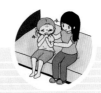

第40天　止血

我们的全身血量占体重的8%。一般出血量在5%左右，身体可以自动代偿。出血在20%左右，就会出现面色苍白、肢冷、烦躁、大汗、心率快、血压低或血压为零的症状，甚至导致休克。如果出血量达到40%便会死亡。

一、目的

家庭现场及时、有效地止血。

二、操作前准备

1. 掌握常用急救止血方法就是最好的准备。

2. 就地取材，有条件可以在家中备用创可贴、纱布、消毒棉签、胶布止血带、绷带、剪刀等。

三、操作步骤

1. 加压包扎止血法　急救中最常用的止血方法。伤口覆盖无菌敷料后，再用纱布、棉花、毛巾、衣服等折叠成相应大小的垫，置于无菌敷料上面，然后再用绷带等紧紧包扎，以停止出血为度。这种方法主要用于小动脉以及静脉或毛细血管的出血。若伤口内有碎骨片，禁用此法，以免加重损伤。

2. 填塞止血法　用无菌棉垫、纱布等，紧紧填塞在伤口内，再用绷带等进行加压包扎，松紧以达到止血目的为宜。本法用于中等动脉及大、中静脉损伤出血，或伤口较深、出血严重时，还可直接用于不能采用指压止血法或止血带止血法的出血部位。

3. 指压止血法　抢救者用手指把出血部位近端的动脉血管压在骨骼上，使血管闭塞、血流中断而达到止血目的。这是一种快速、有效的首选止血方法。止血后，应根据具体情况换用其他有效的止血方法，如填塞止血法、止血带止血法等。这种方法仅是一种临时的、用于动脉出血的止血方法，不宜持久采用。下面是根据不同的出血部位采用的不同的指压止血法。

（1）颈总动脉压迫法：用于同侧头

颈部出血。在胸锁乳突肌中点前缘，将伤侧颈总动脉向后压于颈椎横突上，但必须注意，此法仅用在紧急情况下。一是要避开气管；二是严禁同时压迫两侧颈总动脉，以防脑缺血；三是压迫点不可高于环状软骨，以免颈动脉窦受压而引起血压突然下降（图 1-120）。

（2）面动脉压迫法：用于眼以下的面部出血。在下颌角前约 2 厘米处，将面动脉压在下颌骨上。有时需两侧同时压迫，才能止住血（图 1-121）。

（3）颞浅动脉压迫法：用于同侧额部、颞部出血。在耳前对准下颌关节上方处加压（图 1-122）。

（4）锁骨下动脉压迫法：用于同侧肩部和上肢出血。在锁骨上窝、胸锁乳突肌下端后缘，将锁骨下动脉向内下方压于第一肋骨上（图 1-123）。

（5）肱动脉压迫法：用于同侧上臂下 1/3、前臂和手部出血。在上臂内侧中点、肱二头肌内侧沟处，将肱动脉向外压在肱骨上（图 1-124）。

（6）尺桡动脉压迫法：用于手部出血。在腕部，以两手拇指同时压于尺桡动脉上（图 1-125）。

（7）指动脉压迫法：由于指动脉走行于手指的两侧，故手指出血时，应捏住指根的两侧而止血（图 1-126）。

（8）股动脉压迫法：用于同侧的下肢出血。在腹股沟中点稍内下方处，将股动脉用力压在股骨上（图 1-127）。

（9）足部出血压迫法：用两手拇指分别压于足背动脉和内踝后方的胫后动脉上（图 1-128）。

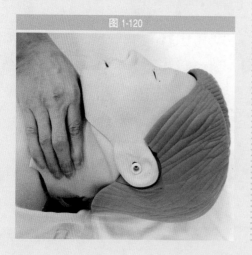

图 1-120

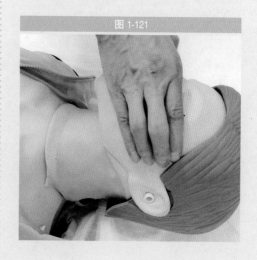

图 1-121

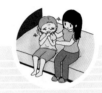

图 1-122

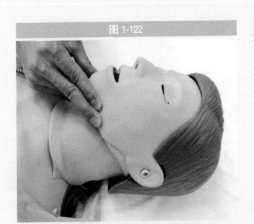

图 1-123

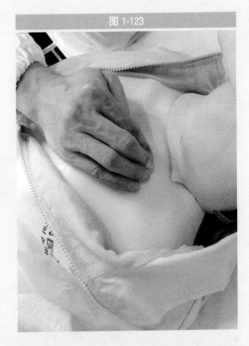

图 1-124

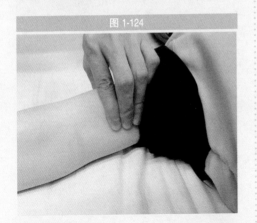

图 1-126

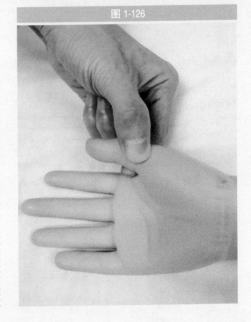

图 1-125

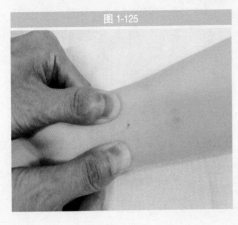

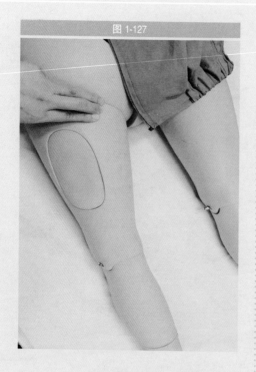

图 1-127

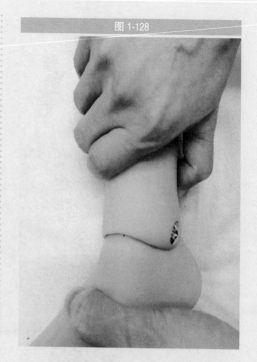

图 1-128

4.屈曲加垫止血法　当前臂或小腿出血时，可在肘窝、腘窝内放置棉纱垫、毛巾或衣服等物品，屈曲关节，用绷带做"8"字形固定。注意有骨折或关节脱位者不能使用，同时因此法伤员痛苦较大，不宜首选。

5.止血带止血法　四肢较大动脉出血时救命的重要手段，用于其他止血方法不能奏效时。常用气囊止血带或1米左右长的橡皮管；急救时可用布带、绳索、三角巾或毛巾替代，称绞紧止血法。如使用不当可出现肢体缺血、坏死，以及急性肾功能衰竭等严重并发症。因此，初步处理后应尽快送医院急救。

（1）橡皮带止血法：先在上止血带部位垫一层布或单衣，再以左手拇、示（食）、中指持止血带头端，另一手拉紧止血带绕肢体缠2~3圈，并将橡皮管末端压在紧缠的橡皮管下固定。

（2）绞紧止血法：先垫衬垫，再将带子在垫上绕肢体一圈打结，在结下穿一短棒，旋转此棒使带绞紧，至不流血为止，最后将棒固定在肢体上。

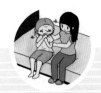

四、注意事项

1. 止血带必须绑在伤口的近心端。

2. 绑止血带部位，先包一层布或单衣。

3. 绑止血带前，应抬高患肢 2~3 分钟，以增加静脉血向心回流。

4. 应标记、注明绑止血带的时间；每隔 45~60 分钟放松止血带一次，每次放松止血带时间为 3~5 分钟；松开止血带之前用手压迫动脉干近端。

5. 绑止血带松紧要适宜，以出血停止、远端摸不到血管搏动为好。

6. 不可用电线、铁丝等当止血带用。

第 41 天　包扎

一、目的

1. 保护伤口，减少污染。

2. 固定敷料和骨折位置。

3. 压迫止血及减轻疼痛等。

二、操作前准备

1. 评估患者的病情，如意识状态、受伤部位和伤口情况等。

2. 协助患者取合适体位，暴露伤口。

3. 洗手、戴口罩（条件不紧急且有相关物品时）。

4. 物品准备　绷带、剪刀、胶布、无菌纱布、干净毛巾。

三、操作步骤

1. 环形包扎法　包扎者位于包扎部位前方或侧方，一手托住包扎部位，另一手握绷带卷，双手配合进行包扎。绷带做环形重叠缠绕，每圈完全覆盖前一圈。①可用于包扎颈、腕、胸、腹等粗细相等部位的伤口。②包扎起始时，绷带头端斜形放置，绕第1圈后，将绷带头端折回一角，在绕第2圈时将其压住。③固定时可用胶布粘贴固定，或将末端剪为两股打结固定。结应放在肢体的外侧面，忌放在伤口处、骨隆突处或易于受压的部位（图1-129）。

2. 螺旋形包扎法　环形缠绕数圈，然后使绷带螺旋向上，每圈遮盖上一圈的1/3~1/2。用于包扎直径基本相同的部位，如上臂、手指、躯干、大腿等。包扎时松紧要适宜，过紧会影响局部血液循环，过松易致敷料脱落或移动（图1-130）。

四、注意事项

1. 根据需要采用合适的包扎材料及包扎方法。

2. 伤口要先用无菌纱布覆盖。

3. 固定时可用胶布粘贴固定，或将末端剪为两股打结固定。结应放在肢体的外侧面，忌放在伤口处、骨隆突处或易于受压的部位。

4. 包扎四肢时应将指（趾）端外露，

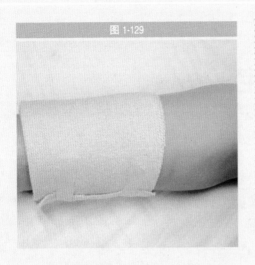
图 1-129

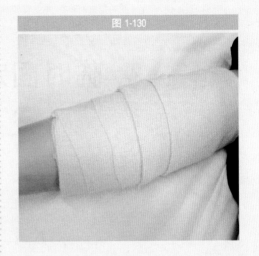
图 1-130

便于观察血液循环。

5. 包扎时松紧要适宜，过紧会影响局部血液循环，过松易致敷料脱落或移动。

6. 包扎时要使患者的位置保持舒适。

7. 皮肤褶皱处（如腋下、乳下、腹股沟等），应用棉垫或纱布衬隔，骨隆突处也要用棉垫保护。

8. 需要抬高肢体时，应给适当的托扶物。

9. 操作后安置患者取舒适体位，观察患者情况，转送患者。

10. 解除绷带时，先解开固定结或取下胶布，然后以两手互相传递松解。当情况紧急或绷带已被伤口分泌物浸透且干涸时，可用剪刀剪开。

第 42 天　临时固定

一、目的

减少受损部位活动，减轻疼痛，防止再损伤，便于搬运患者，减少并发症。

二、操作前准备

1. 初步评估患者意识、病情（是否骨折可能，有否出血），告知患者不可随意活动。

2. 物品准备　夹板、纱布、绷带、毛巾等。

3. 有可能的话向患者解释，取得合作。

三、操作步骤

1. 上臂骨折固定　用长短两块夹板，长夹板置于上臂后外侧，短夹板置于前内侧，用绷带在骨折部位上、下段固定，将肘关节屈曲 90°，使上臂呈中立位，用绷带将上肢悬吊固定于胸前。

2. 前臂骨折固定　取两块夹板，长度超过肘关节至腕关节的长度，分别置于前臂内、外侧，上下两端用绷带固定。协助患者屈肘 90°，再用绷带悬吊于胸前（图 1-131~ 图 1-134）。

3. 大腿骨折固定　把长夹板（长

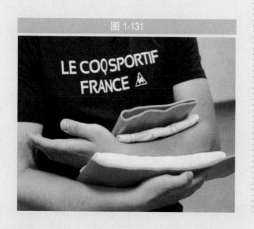

图 1-131

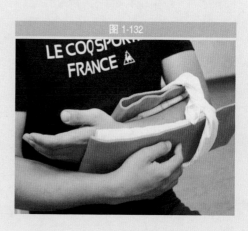

图 1-132

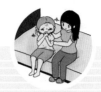

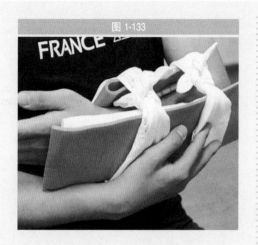
图 1-133

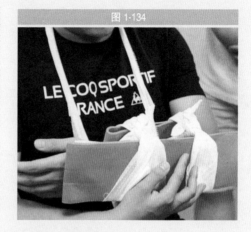
图 1-134

度等于足跟至腰部或腋窝）放在患肢
外侧，另用一短夹板（长度自足跟到
大腿根部）放在患肢内侧，关节与空
隙部位加棉垫，用绷带分段固定。

4. 小腿骨折固定　取长短相等的夹
板（长度自足跟到大腿）两块，分别放
在患肢内、外侧，用绷带分段固定（图
1-135~ 图 1-138）。

四、注意事项

1. 有创口者应先加压止血、消毒
（如有条件）、包扎，再固定。

2. 固定前应先用布料、棉花、毛
巾等软物，铺垫在夹板上，以免损伤
皮肤。

3. 夹板应放在骨折部位的下方或两
侧，固定上、下各一个关节。

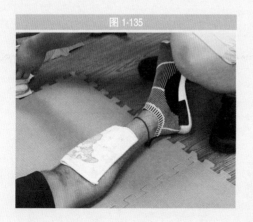
图 1-135

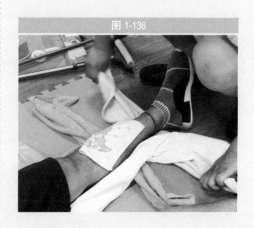
图 1-136

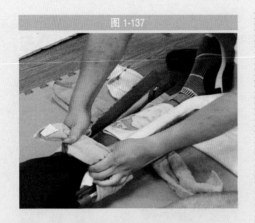

图 1-137

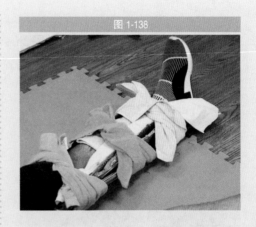

图 1-138

4. 大腿、小腿及脊柱骨折者，不宜随意搬动，应临时就地固定。固定应松紧适宜。

扫描二维码看视频

前臂骨折固定

扫描二维码看视频

小腿骨折固定

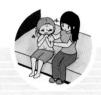

第 43 天 搬运

一、目的

1. 安全护送或转运患者。

2. 帮助患者下床活动,促进血液循环及体力恢复。

二、操作前准备

1. 物品准备 轮椅或平车、毛毯、棉被、床单、软枕等。

2. 评估患者生命体征、病情变化、意识状态、活动耐力及合作程度。

3. 评估患者自理能力、治疗以及各种管路情况等。

4. 告知患者在使用轮椅或平车时的安全要点以及配合方法;患者感觉不适时,应及时告知照看者。

三、操作步骤

1. 轮椅

(1)患者与轮椅间的移动:①使用前先检查轮椅性能,从床上向轮椅移动时,应在床尾处备轮椅,轮椅应放在患者健侧,固定轮椅。照看者协助患者下床、转身,坐入轮椅后,放好足踏板。②从轮椅向床上移动时,应推轮椅至床尾,轮椅朝向床头,并固定轮椅。照看者协助患者站起、转身、坐至床边,选择正确卧位。③从轮椅向坐便器移动时,轮椅应斜放,使患者的健侧靠近坐便器,固定轮椅。协助患者足部离开足踏板,健侧手按在轮椅的扶手上,照看者协助其站立、转身,坐在坐便器上。④从坐便器上转移到轮椅上时,按从轮椅向坐便器移动的程序反向进行。

(2)轮椅的使用:①患者坐不稳或轮椅下斜坡时,应用束腰带保护患者。②下坡时,倒转轮椅,使轮椅缓慢下行,患者头及背部应向后靠。③如有下肢水肿、溃疡或关节疼痛,可将足踏板抬起,并垫软枕。

2. 平车

(1)患者与平车间的移动:①能在床上配合移动者采用挪动法;体重较轻者可采用1人搬运法;不能自行活动或体重较重者采用2~3人搬运法;病情危

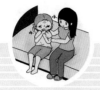

80天变身护理达人

重或颈、胸、腰椎骨折患者采用4人以上搬运法。②使用前，检查平车性能，清洁平车。③借助搬运器具进行搬运。④挪动时，将平车推至与床平行，紧靠床边，固定平车，将盖被平铺于平车上，协助患者移动到平车上，注意安全和保暖。⑤搬运时，应先将平车推至床尾，使平车头端与床尾成钝角，固定平车，1人或以上人员将患者搬运至平车上，注意安全和保暖。⑥拉起护栏。

（2）平车的使用：①头部置于平车的大轮端。②推车时小轮在前，车速应适宜，拉起护栏，照看者站于患者头侧，上下坡时应使患者头部在高处一端。③在运送过程中应保证输液和引流通畅，特殊引流管可先行夹闭，防止牵拉脱出。

四、注意事项

1. 使用前应先检查轮椅和平车，保证完好无损方可使用。

2. 轮椅、平车放置位置应合理，移动前应先固定。

3. 在使用轮椅、平车搬运患者时，应注意观察患者病情变化，确保安全。

4. 确保患者安全、舒适，注意保暖。骨折患者应固定好骨折部位再搬运。

5. 遵循省力原则，速度应适宜。

6. 搬运过程中，应妥善安置各种管路，避免牵拉。

7. 上车先搬头部再搬下肢，下车先搬下肢后搬上肢。

— 102 —

第二章

意外伤害的家庭急救与护理

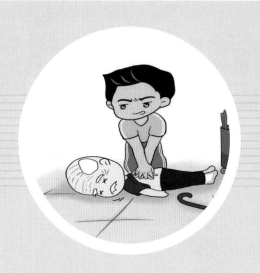

在家庭生活中，时常会出些小状况，如何面对这些突如其来的问题？从今天起，教你一些家庭意外伤害的急救护理技能。

第44天 如何应对刀刺／割伤

生活中使用刀具的情况不在少数，一不留神就可能被刀割伤或刺伤。

如果伤口不大，出血不多，伤口也较干净，伤肢仍能做伸屈活动，可用医用碘伏消毒伤口及其周围皮肤，待干燥后，再用创可贴或消毒纱布覆盖包扎伤口。

若伤口大而深，或者进入胸腔、腹腔，应压迫止血，同时立即去医院治疗。

如果肢体不幸被切断，应立即用干净的纱布直接加压包扎伤口止血，见"加压包扎止血法"（本书第91页）。若仍血流不止，也可紧缠止血带（可用一般的清洁绳代替，见"止血带止血法"，本书第94页）止血，并将断肢用无菌布料包好，放入干净的塑料袋中。除非断肢污染特别严重，一般不要自己冲洗，也不要用任何液体浸泡断肢，立即去医院救治。

第 45 天　如何应对中暑

中暑指在气温高于 34℃，特别是在湿度大、通风不良的环境中，由于自身体温调节能力失衡和体内的水盐代谢紊乱，因而产生的以发热为主要表现的急性综合病症。年老、体弱、疲劳、肥胖、饮酒、饥饿、穿着紧身不透气的衣裤常为中暑的诱发因素。有基础疾病的患者，如发热、甲状腺功能亢进、糖尿病、心血管病、广泛皮肤损害等，更容易发生中暑。

如果处在高温、高湿、通风不良环境里，并出现大量出汗、口渴、头昏、眼花、耳鸣、心慌、胸闷、乏力、体温略为升高时，表明已经有先兆中暑症状。如果体温升高到 38.5℃以上，并有心跳加快、脉搏变细及尿量减少等情况，那就是进入了轻度中暑阶段。如出现高热、躁动、说胡话、抽搐、昏迷、无尿及呼吸循环衰竭，那就已进入重度中暑阶段。先兆中暑和轻度中暑

时，应该将患者立即撤离高温环境，移到通风、阴凉、干燥的地方休息，如走廊、树荫下。使患者仰卧，解开衣领，脱去或松开外套。若衣服被汗水湿透，应更换干衣服。若在室内，应开电扇或空调（避免直接吹风），以尽快散热。同时用湿毛巾或冰袋（无冰块时可将棒冰装于塑料袋中替用）冷敷头部、腋下以及两大腿根部（即腹股沟）等大血管处（用手按触明显搏动处即是）。有条件的话可用温水擦拭全身，同时进行皮肤、肌肉按摩，加速血液循环，促进散热，并饮用绿豆汤，或含食盐的清凉饮料，如冰镇汽水等，还可内服人丹等中成药。患者一旦出现高烧、昏迷抽搐等症状，应让患者侧卧，并保持呼吸道通畅，同时立即拨打"120"急救电话，求助医务人员。在医生来到或去医院之前，应迅速为病患进行以上物理降温治疗。

第 46 天　如何应对煤气中毒

煤气中毒即一氧化碳中毒。在冬季用煤球炉和火炉取暖时，若烟囱堵塞、倒烟或门窗紧闭等，均可引起一氧化碳中毒。

煤气中毒可分为轻、中、重三级。轻度中毒患者多表现为头痛、头晕、耳鸣、眼花、恶心、呕吐、心悸、四肢无力，偶可有短暂的昏厥。此时若能及时脱离中毒环境，吸入新鲜空气，症状可迅速消失。这些症状无特异性，所以可能被忽视。如果继续待在中毒环境中，除上述症状加重外，患者可表现为面色潮红，口唇呈樱桃红色，脉快，多汗，烦躁，往往出现昏迷，即中度中毒。此时昏迷较浅，若患者能及时撤离中毒环境，经积极抢救，一般数小时后可清醒，头痛、头晕、嗜睡、无力等症状在数天内逐渐好转，一般无明显并发症及严重的后遗症。重度中毒时患者迅速出现昏迷、抽搐、呼吸困难、脉极弱、血压下降等症状，最后可因呼吸循环衰竭而危及生命。重度中毒导致长时间昏迷者会出现各个器官功能障碍。

煤气中毒早期若能被及时发现，开窗通风，脱离中毒环境后症状可很快缓解。然而很多患者在密闭环境中出现症状时，往往自身没有察觉，导致中毒越来越深，当意识到可能中毒时，往往已无力自救，造成严重后果。因此在冬日门窗紧闭时，检查用气、用煤管道安全尤为重要。

现在机动车排气装置排出的废气（内含大量一氧化碳）在车库里发动机未熄火时，也可能引起一氧化碳中毒。因此，防患于未然尤为重要。

第 47 天　如何应对触电

触电是指一定量的电流或电能量通过人体，引起组织不同程度损伤或器官功能障碍，甚至死亡的现象。常见的触电原因有：违章用电、电器年久失修、电线破损、雷击及意外事故等。发现有人触电，应在保证自身安全的情况下，因地制宜，用最快的方法使触电者脱离电源，步骤如下。

1. 切断电源　迅速拔除电源插头和拉开闸刀。

2. 挑开带电导线　应用绝缘物，如干燥的木棒、竹竿等将电线挑开。在保证救护人与触电人相互绝缘的情况下，使触电者迅速脱离电源。

3. 拉开触电者　急救者可穿胶鞋，站在木凳上，用干燥的绳子、围巾或干衣服等拧成带状或用皮带套在触电者身上，拉开触电者。

4. 斩断电源　应用绝缘的胶柄、木柄斧子等将电线斩断。

在帮助触电者脱离电源后，应使其就地躺平，头、颈、躯干不能扭曲，将其上衣与腰带放松。如果发现触电者有电灼伤，需要及时用冷水冲洗伤口，直到其疼痛消失。如果触电者失去意识，发生昏迷，需要就地进行心肺复苏，对其进行急救。

预防：定期检查，对于损坏的开关、插座、电线等应赶快修理或更换，切勿用胶布包裹爆裂的电线。屋内电线太乱或发生问题时，不能私自摆弄，一定要找电气承装部门或电工来改修。电线折断时，不要靠近或用手去拿，应找人看守，赶快通知电工修理。大扫除时不要用湿抹布擦电线、开关和插座，也不要用水冲洗电线及各种用电器具、电灯和收音机等。不要用湿手、湿脚触碰电气设备，也不要碰开关插座，以免触电。

第 48 天　如何应对急性踝扭伤

关节急性扭伤指在外力作用下，姿势突然变化，关节被过猛地扭转，超过了正常的活动范围，引起关节内韧带撕裂、毛细血管出血，在损伤处形成血肿的情况。关节扭伤多见于青少年的运动损伤以及体力劳动者的工作伤，常发生于踝关节、手腕部，最常见的是"崴脚"。

扭伤后进行热敷处理，很有可能造成局部充血，反而加重肿胀。反复揉搓、过度刺激，也会使扭伤部位疼痛加重。正确的做法应该是立即停止运动，坐下或躺下休息，将扭伤部位的衣物或鞋带松解。用夹板固定受伤部位，或者用布条、绷带包裹并固定伤处。然后用冰水或冰袋冷敷伤处，持续 15~20 分钟，从而使血管收缩，肿胀减轻。一般在受伤 48 小时后，受伤部位渗出可停止，这时才可改为热敷，促进血肿吸收，或喷洒止痛、活血化瘀的气雾药品。在急性损伤后的初期，应该让受损的关节、韧带或肌肉得到很好的休息，不要活动损伤的关节，或用石膏及各种支持物品固定。之后，开始轻柔地活动。在活动过程中，依旧要对受损组织进行保护。比如，行走的时候使用手杖或者佩戴支具。如果肿胀、青紫、疼痛明显，应尽早就医，摄片排除骨折、韧带断裂等严重损伤。

第 49 天　如何应对急性腰扭伤

腰扭伤多由于肌肉突然猛烈收缩，导致腰部肌肉和筋膜损伤，如将重物突然加在某人肩上、搬运重物时姿势不正确、猛然搬动过重的物体等，均可造成腰部扭伤，表现为在做某一动作时突然感到腰部疼痛剧烈。疼痛为持续性剧痛，腰部活动、咳嗽、打喷嚏、大声说话、腹部用力等均可使疼痛加重。一旦发生了急性腰扭伤，建议按以下方法进行处理。

1. 休息　立即躺下，静卧于硬板床上，以缓解局部肌肉痉挛，腰两侧可用枕头或沙袋挤挡，以限制活动。双手抱双膝，可以减轻疼痛。

2. 热敷　急性期过后，局部热敷可增进血液循环，加速水肿、血肿的吸收，促进组织修复。

3. 按摩　采用"揉按法"使腰肌松弛，每日 2 次，每次 20~30 分钟。伤者也可选择理疗、拔火罐等方法。当腰痛缓解后，再进行背肌练习，防止急性腰扭伤转为慢性腰痛。

如果扭伤比较严重，伤者应去医院进一步检查和治疗。若引起韧带断裂，还需用腰托固定 6 周。因为腰肌劳损一部分是因急性腰扭伤治疗不善所致，而另一部分则多半是因长期弯腰工作，伤后腰背肌减弱，或伴有骨骼结构异常所致。

平日要加强腰部锻炼，增强肌力，防止复发。在做剧烈运动前要充分做好准备活动，不要在毫无准备的情况下突然使用腰部力量。搬抬较重的物体时，首先要使腰部肌肉处于紧张状态，采用正确的搬运姿势。取半蹲位，使物体尽量贴近身体，胸腰部挺直，髋膝部屈曲，起身时以下肢用力为主，站稳后再迈步，防止腰部肌肉和筋膜损伤。

如何应对急性食物中毒

食物中毒有两大类：细菌性食物中毒和非细菌性食物中毒。较常见的是误食了被细菌污染的食物而引起的细菌性食物中毒，多表现为急性胃肠炎的症状，如恶心、呕吐、腹痛、腹泻，且呕吐和腹泻比较剧烈。急救措施如下。

1. 中毒早期，可以用勺子刺激患者喉咙口催吐，以减少毒物吸收，也可以让患者喝大量温开水。诱发呕吐，重复数次可达到洗胃目的。

2. 出现频繁呕吐和腹泻者会引起身体脱水。如果脱水较轻，患者精神状态较好，可以卧床休息，暂时禁食 6~12 小时，呕吐停止后可多喝些加糖的淡盐水，以补充体内丢失的水分和无机盐。

3. 如果脱水严重，患者面色苍白、委靡不振、发热、出冷汗，甚至休克，应立即让患者平卧，双脚抬高，以保证重要脏器的血液循环，并尽快呼叫急救车送医院。同时保留吃剩的食品，带到医院化验，以协助诊断。

食物中毒的预防：不吃腐败变质食物；食物要烧熟煮透后再吃；不吃病死牲畜和有毒的野生动、植物。

第51天　如何应对老人摔倒

发现老人突然摔倒时，看护者应立即到老人身边，检查老人摔伤情况。初步判断老人的神志、受伤部位、伤情程度、全身状况等。如受伤程度较轻，可搀扶或用轮椅将老人送回房间，嘱其卧床休息并加以安慰。如有大出血，应立即就地取材，用干净的 T 恤或毛巾压迫伤口止血。如果四肢大出血，可用布条或止血带捆绑止血。如老人摔伤头部、神志不清或发生骨折时，不要轻易搬运老人，应保持呼吸道通畅，必要时行心肺复苏术，及时拨打"120"急救电话。预防老人突然摔倒应做到以下几点。

1. 家属和照顾者应提高安全意识、增强责任心。

2. 生活无法自理、意识障碍或使用助行器具的老年人，必须有专人陪伴和照顾日常饮食起居、出行。坐或卧于床上、轮椅上时，照顾者应时刻保持清醒头脑，严防老年人突然摔倒。

3. 老年人睡眠时，要严密看护或安置好床挡。

4. 用轮椅推行老年人，特别是行经斜坡路段时，要提前做好防护固定，以避免老年人从轮椅上滑落到地面。

5. 照顾者暂时离开时，要交请其他人代为照看老人。

6. 照顾者休息时，应给老年人安置好防护装置或其他安全措施。将眼镜、便器等物品放在老年人伸手可得处。

7. 意识障碍的老年人，还应使用保护性约束带。

8. 给老年人洗澡要确保座椅稳当，不易倾斜。在床上擦洗、翻身、清理大小便时，要做好必要的防护措施。

9. 照顾服用安眠镇静药、降压药的老年人，应先协助老年人排便、洗漱，然后把老人安置在床上再服药，服药后不要再让老人下地行走。

10. 老年人起床时，从卧位坐起、再站立的每个动作都要缓慢并应略停顿，确定没有不适后，再进行下个动作。

第 52 天　如何应对狗咬伤

现在养宠物的人越来越多，流浪狗在小区出没较多。一旦被狗咬伤，应做好现场救护工作，立即、就地、彻底冲洗伤口，以最快速度把可能沾染在伤口上的狂犬病毒冲洗掉。因为时间一长，病毒可能进入人体组织，沿着神经侵犯中枢神经，可置人于死地，所以要用大量清水冲洗伤口，如果有条件的话，最好能用20%的肥皂水或0.1%的苯扎溴铵（新洁尔灭溶液）反复冲洗，一般半小时左右，然后再用清水冲洗，把含病毒的唾液、血水冲洗干净。

其次是挤压伤口：被狗咬伤的伤口往往是外口小里面深，冲洗的时候应尽可能把伤口扩大，并用力挤压周围软组织，设法把沾在伤口上的唾液和血液冲洗干净。

再次是严格消毒：冲完后，马上用酒精或碘酒擦伤口内外，尽可能杀死狂犬病毒。如果伤口出血过多，应立即止血，并送往医院急救。千万不要自行包扎伤口或将伤口紧紧裹住，要尽量让伤口裸露在外。

以上这些工作做完以后，要及时去防疫站注射狂犬病疫苗，一般最好是24小时之内。如果是被自家打过疫苗的狗咬伤的话，可以延长至48小时之内。不管咬得轻或重，患者都应注射5针疫苗，28天内打完，间隔时间分别为3天、4天、1周和2周。

第 53 天　如何应对鱼刺卡喉

　　进食时如遇鱼刺卡喉，民间有吞咽饭团、喝醋或用手指抠等处理方法，但这3种方法都不正确。吃饭团或用手指抠，有可能会造成骨头、鱼刺刺向更深处，甚至刺破食管大血管。喝醋"软化骨刺"，易刺激并灼伤食管黏膜，使受伤的部位扩大和加深；若喝醋时不慎呛入气管，则可能造成声带化学性灼伤、气管水肿等。

　　正确的方法是：家人可以在光线明亮的地方，让鱼刺卡喉者尽量张大嘴巴，用手电筒照亮其咽喉部，观察鱼刺的大小及位置，如果能够看到鱼刺且所处位置较容易触到，可以用小镊子（最好用酒精棉球擦拭干净）直接夹出。如果看不到卡入喉中的鱼刺，且有吞咽困难及疼痛症状，一定要尽快就医。

第 54 天　如何应对异物窒息

孩子的咽喉及气管敏感性和保护性差，若嘴里含着东西大哭或大笑，异物极易进入气管，从而引起窒息。老年人吞咽功能不协调，吃汤团等黏软食物容易误呛入气管。食物或异物卡在气管里，可造成患者呼吸困难或窒息。严重者可迅速出现意识丧失，甚至是呼吸、心跳停止。当家人发生气管异物时，身边的人员千万别惊慌，首先应尝试清除患者鼻腔内和口腔内的呕吐物或食物残渣，但不要试图用手把气管内的异物挖出来。下面，我们将教你三种方法诱导异物排出。

1. 推压腹部法　适用于昏迷晕倒的患者，且患者体型较施救者大。患者仰平卧，施救者面对患者，骑跨在患者的髋部；一手置于另一手上，将下面一手的掌根放在上腹部，抢救者用身体的重量，快速冲击压迫患者的腹部，重复此动作，直至异物排出（图 2-1）。

2. 婴幼儿窒息急救法　若遇 5 岁以下孩子因异物进入气管，引起窒息，可

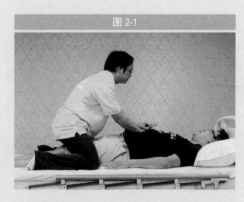

图 2-1

使用拍打背法。施救者手托婴幼儿下颌，使其脸朝下，头低于躯干。在肩胛骨连线中点背部拍击数次，然后使其转身仰卧，头低于躯干。再用两手指在胸骨下段胸部冲击两次，再翻身拍打背部。如此反复，直至送入医院或由专业人士继续救治（图 2-2~ 图 2-5）。

3. 海姆立克急救法　是目前气管异物最为有效的现场处理措施。针对成人常采用站位法。

环绕腹部法：抢救者站在患者背后，用两手臂环绕患者的腰部。一手握拳，将拳头的拇指一侧放在患者的胸廓下和脐上的腹部。用另一只手抓住拳

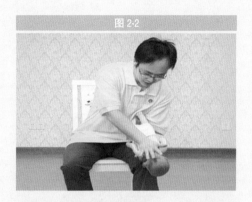

图 2-2

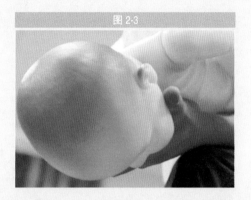

图 2-3

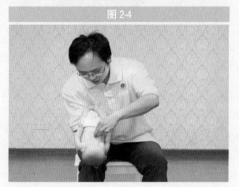

图 2-4

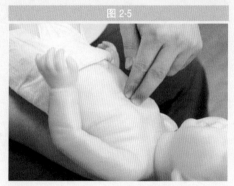

图 2-5

头，快速向上重击压迫患者的腹部。重复以上手法直到异物排出（图 2-6、图

2-7）。

气管异物是典型的家庭急症，即使

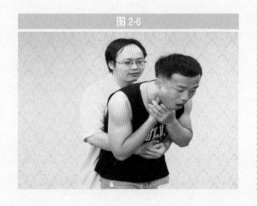

图 2-6

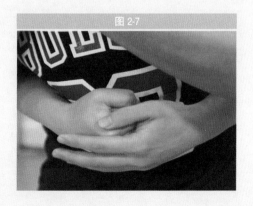

图 2-7

掌握一定的急救方法，也不可能完全解决问题，因此发生异物窒息后应做好去医院的准备，拨打"120"急救电话，同时采取合理的急救措施。

预防总是胜于治疗，因此应避免在吃饭或口含异物时嬉笑、打闹或啼哭，喂食老人时应少量、慢速，待完全吞咽后再喂食。

扫描二维码看视频

推压腹部法

扫描二维码看视频

婴幼儿窒息急救法

扫描二维码看视频

海姆立克急救法

第 55 天　如何应对烫伤

生活中，我们经常会被油、煮沸的水等烫伤。烫伤是由无火焰的高温液体（沸水、热油、钢水）、高温固体（烧热的金属等）或高温蒸气等所致的组织损伤。低热烫伤又可称为低温烫伤，是因为皮肤长时间接触高于体温的低热物体而造成的烫伤。研究发现，接触70℃的物体持续1分钟，皮肤就可能会被烫伤；而当皮肤接触近60℃的物体持续5分钟以上时，也有可能造成烫伤。

遇到烫伤应该怎么处理呢？发生烫伤后的最佳治疗方案是局部降温，凉水冲洗是最切实可行的方法。冲洗的时间越早越好，如烫伤5分钟后才浸泡在冷水中，则只能起止痛作用，不能保证不起水疱，因为这5分钟内烧烫的余热还会继续损伤肌肤。即使烧烫伤当时已造成表皮脱落，也同样应以凉水冲洗，不要因惧怕感染而不敢冲洗。冲洗时间可持续半小时左右，以脱离冷源后疼痛已显著减轻为准。用流动的自来水冲洗或浸泡在冷水中就可以达到皮肤快速降温的目的，不可将冰块直接放在伤口上，以免皮肤组织受伤。

穿有衣服或鞋袜部位被烫伤后，千万不要立即脱去被烫部位的衣物，以免使皮肤表皮脱落，造成感染或延误病情。应在充分湿润伤口后，小心除去衣物，也可以用剪刀剪去衣物，有水疱时注意不要弄破，水疱对创面有保护作用。处理好后应浸泡于冷水中至少30分钟，这样可以减轻疼痛，但如果伤口面积大或患者年龄较轻，则不要浸泡太久，可用干净的床单或纱布覆盖。注意不要在烫伤部位涂抹醋、酱油、牙膏、肥皂、草灰等，以免刺激创面，为以后的治疗带来困难。应尽快送往正规的医院诊治，除面积较小的烧伤可以自行处理外，其他情况最好送往附近医院，做进一步处理。

第 56 天　如何应对溺水

溺水是常见的意外。溺水后可引起窒息缺氧，如合并心跳停止则称"溺亡"，如心跳未停止则称"近乎溺亡"。这一分类对病情和预后估计有重要意义，但救治原则基本相同。

1. 救治原则

（1）将伤员抬出水面后，迅速清除口鼻中的污泥、杂草及分泌物，保持呼吸道通畅，并拉出舌头，以避免堵塞呼吸道。

（2）将溺水者举起，使其俯卧在救护者肩上，腹部紧贴救护者肩部，头脚下垂，使呼吸道内积水自然流出；或将患者放在救护者屈膝的大腿上，头部向下，随即按压背部，迫使进入呼吸道和胃内的水流出。时间不宜过长（1分钟即可）。

（3）进行口对口人工呼吸及胸外按压。

（4）尽快联系急救中心或送溺水者去医院。

2. 游泳安全要点

（1）下水时切勿太饿或太饱。饭后一小时才能下水，以免腿抽筋。

（2）下水前试试水温，若水太冷，就不要下水。

（3）若在江、河、湖、海游泳，则必须有人陪伴，不可单独游泳。

（4）下水前应观察游泳处的环境，若有危险警告，则不能在此游泳。

（5）不要在地理环境不清楚的峡谷游泳。这些地方的水深浅不一，而且水温较凉。水中可能有伤人的障碍物，很不安全。

（6）跳水前一定要确保此处水深至少有3米，并且水下没有杂草、岩石或其他障碍物。以脚先入水较为安全。

（7）在海中游泳，要沿着海岸线平行方向游，游泳水平不高或体力不充沛者，不要涉水至深处。在海岸做一标记，留意自己是否被冲出太远，及时调整方向，确保安全。

第三章

突发病痛的家庭急救要领

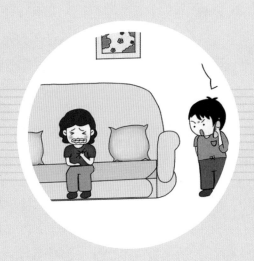

家里有人突发各种不适是不是让你手足无措？从今天起开始学习各种病痛的家庭急救要领，分清轻重缓急，让你从容应对。

第57天 胸闷伴呼吸困难怎么办

胸闷伴呼吸困难是呼吸功能不全的一个重要症状，是患者主观上有通气不足或呼吸费力的感觉；客观上表现为呼吸频率、深度和节律的改变。轻者不适感不明显，重者则觉得难受，似乎被石头压住胸膛，甚至发生呼吸困难。它可能是身体器官的功能性表现，也可能是某些疾病的早期症状之一。不同年龄的人胸闷，病因不一样，应对方法不一样，后果也不一样。

1.功能性胸闷（即无器质性病变的胸闷）在门窗密闭、空气不流通的房间内逗留较长时间，遇到某些不愉快的事情，与别人发生口角、争执，或处于气压偏低的气候环境中，往往会产生胸闷、疲劳的感觉。经过短时间的休息、开窗通风或到室外呼吸新鲜空气、思想放松、调节情绪，很快就能恢复正常。这类胸闷是功能性的胸闷，一般可自行缓解，不必紧张，也不必治疗。

2.病理性胸闷（即有器质性病变的胸闷）胸闷不仅可以是生理性的，也可以是由于身体内某些器官发生疾病而引起的，即病理性胸闷。

（1）呼吸道受阻：气管、支气管肿瘤，气管狭窄，或甲状腺肿大、纵隔肿瘤等压迫气管。

（2）肺部疾病：肺气肿、支气管炎、哮喘、肺不张、肺梗死、气胸。

（3）心脏疾病：常见于左心功能不全所致的心源性肺水肿，某些先天性心脏病、风湿性心瓣膜病、冠心病、心脏肿瘤。

（4）膈肌病变：膈膨升、膈肌麻痹症。

（5）中毒性呼吸困难：各种原因所致的酸中毒，均可使血中二氧化碳浓度升高、pH降低，刺激外周化学感受器或直接兴奋呼吸中枢，增加通气量，表现为深而大的呼吸。呼吸抑制剂如吗啡、巴比妥类等中毒时，也可抑制呼吸中枢，使呼吸浅而慢。

（6）重症贫血可因红细胞减少，血氧不足而致气促，尤以活动后显著；大出血或休克时因缺血及血压下降，刺激呼吸中枢而引起呼吸困难。

（7）神经精神性与肌病性呼吸困难：重症脑部疾病，如脑炎、脑血管意外、脑肿瘤等直接累及呼吸中枢，导致异常的呼吸节律，可导致呼吸困难。重症肌无力危象引起呼吸肌麻痹，可导致严重的呼吸困难。另外，癔症也可有呼吸困难发作，其特点是呼吸显著频速、表浅，因呼吸性碱中毒常伴有手足搐搦症。

3. 家庭急救要领

（1）保持安静，避免患者情绪紧张，以防加重呼吸困难。

（2）取半卧位或坐位，以减少耗氧，缓减疲劳。

（3）保持室内空气新鲜，开窗通风。

（4）给予清淡饮食，鼓励患者多吃蔬菜及水果，以补充体内水分。

（5）给予适当药物，如哮喘发作时应用平喘药。

（6）病情危重或持续不缓解时，应及时拨打"120"急救电话。

第 58 天　胸痛怎么办

胸部是一个很复杂的部位，各种不同的器官与神经分布其中，这些器官都会造成类似心脏病发作的症状。如肺炎、胸膜炎、肺气肿、肺肿瘤、肺栓塞、气胸等；来自于胸壁的肌肉、骨骼、神经的疼痛；来自于消化系统的胃炎、食管炎及胆囊病变；来自于主动脉的主动脉瘤破裂，以及脊椎炎、关节炎等。所以对于医师而言判断病因是一大挑战，必须依靠详细的病史问诊，有时还需要更进一步的检查。

一、引起胸痛的原因

1. 胸壁病变　胸壁病变所引起的胸痛是各类胸痛中最常见的一种，如胸壁的外伤，细菌感染，病毒感染，肿瘤等引起的局部皮肤、肌肉、骨骼及神经病变。常见的有急性皮炎、皮下蜂窝织炎、带状疱疹、痛性肥胖症、肌炎及皮肌炎、流行性肌痛、颈椎病、肋软骨炎、骨肿瘤、肋间神经炎、神经根痛等。其中共同特征为：①疼痛的部位固定于病变处，且局部有明显压痛。②深呼吸、咳嗽、举臂、弯腰等动作，可使胸廓疼痛加剧。

2. 肺及胸膜病变　肺和脏层胸膜对疼痛觉不敏感，肺炎、肺结核、肺脓肿、肺梗死等疾病，常因病变累及壁层胸膜而发生胸痛。肺癌侵及支气管壁及壁层胸膜都可产生胸痛。自发性气胸时由于粘连撕裂可产生突然剧痛。干性胸膜炎由于炎症波及脏层和壁层胸膜，发生摩擦而致胸痛。大量胸腔积液与张力性气胸可由于壁层胸膜受压发生胸痛。其共同特点为：①多伴咳嗽或咳痰。②常因咳嗽、深呼吸而胸痛加重，其他胸壁活动并不引起疼痛。③胸壁局部无压痛。常伴有原发疾病之体征，X线检查可发现病变。

3. 心血管系统疾病　常见原因有心绞痛、心肌梗死、心包炎等。心绞痛、心肌梗死、主动脉瓣疾病及心肌病，引起的胸痛是由于心肌缺血所致。心包炎是由于病变累及第5肋水平以下的心包壁层和邻近胸膜而出现疼痛。其共同特征为：①疼痛多位于胸骨后或心前区，少数在剑突下，可向左肩放射。②疼痛常因体力活动诱发加重，休息后好转。

4. 纵隔及食管病变　较少见，常见原因有急性纵隔炎、纵隔肿瘤、纵隔气肿、急性食管炎、食管癌等。纵隔疾病是因纵隔内组织受压，神经或骨质受累等因素引起胸痛。食管疾病主要由于炎症或化学刺激物作用于食管黏膜而引起。其共同特征为：①胸痛位于胸骨后，呈持续进行性隐痛或钻痛，常放射至其他部位。②吞咽时疼痛加剧，伴有吞咽困难。

5. 横膈病变：常见疾病为膈胸膜炎、膈下脓肿、膈疝等。横膈病引起的胸痛是由于膈神经受到刺激引起。其特点为：①一般疼痛位于胸廓及胸骨下部。②膈肌中央受刺激时，疼痛可放射至肩部及颈部。

据统计，胸痛常见原因，排名第一为胸壁疼痛，又称肌肉骨骼疼痛。第二为焦虑引起的胸口疼痛。第三为冠心病所引发的心绞痛，此病情最严重。第四为胃食管反流病。大部分胸痛都是由一些轻微的病因所引起，所以要及时就诊，以明确诊断。

二、家庭急救要领

冠心病所引发的心绞痛病情最严重，发病率较高。心绞痛表现为胸骨后或心前区疼痛，向左肩、左臂放射；有时是上腹部痛，同时胸骨后有憋闷不适、压迫感。个别患者的疼痛部位在下颌、颈部、牙齿或者下肢。疼痛发作剧烈而持久，时间大于 30 分钟，含服硝酸甘油不缓解，可能为心肌梗死，此时常伴有全身大汗及恶心、呕吐。这时，身边的人应立即拨打"120"急救电话，将患者送当地有条件的医院急救。

1. 患者应保持镇静，就地卧床休息，禁止来回走动。看护者也不可随意搬动患者。

2. 给患者舌下含服硝酸甘油 1~2片，如果 15 分钟后效果不明显，可以重复含服。同时注意患者呼吸、脉搏、神志变化。

3. 在急救医生到来之前，看护者应守候在患者身边。一旦发生心跳骤停，应立即进行心肺复苏。

第 59 天　晕厥怎么办

晕厥就是短暂的意识丧失，主要是由于大脑的血液供应突然减少所引起的。

人在晕厥前可能有突然头晕眼花、浑身无力、面色苍白、出虚汗等症状，但也可能没有先兆，突然晕倒在地。有的患者可有双眼凝视、抽搐、大小便失禁等现象。持续几分钟后转清醒。晕厥是临床上的常见症状，导致晕厥的病因很多，机制较为复杂，常见原因如下。

1. 血管迷走性晕厥　是晕厥的最常见原因，是由于迷走神经兴奋性增加而交感神经兴奋性降低，导致心率减慢和外周血容量下降，心输出量下降造成的。当患者处于直立位时，大脑缺乏足够血供，可导致患者意识丧失。晕厥后身体平卧或下肢相对抬高，可使回心血量增加，意识恢复。

血管迷走性晕厥的常见特点：①在年轻人群中多见，一般无心脏病史。②常由长时间站立或情绪紧张诱发。③常见临床表现包括低血压、心动过缓、恶心、面色苍白、出汗等。④出现短暂的意识丧失，持续 30~120 秒，在此期间可出现短暂的肌阵挛。

2. 心源性晕厥　包括心律失常性晕厥和器质性心脏病性晕厥，为晕厥原因的第二位，是危险性最高、预后较差的一类晕厥。

（1）心律失常性晕厥：是心源性晕厥的最常见原因。心律失常可引起血流动力学障碍，导致心输出量和脑血流明显下降。影响因素很多，包括心率、心律失常的类型（室上性或室性），左心室功能，体位和血管代偿能力。

（2）器质性心血管疾病性晕厥：血液循环的需求超过心脏代偿能力，心输出量不能相应增加时，器质性心血管疾病患者就会出现晕厥。多种心血管疾病可导致晕厥发生。急性大面积心肌梗死合并心源性休克时可出现晕厥。主动脉狭窄时可出现劳力性晕厥，主要是由于心脏射血受限，导致脑灌注不足所致。肺动脉高压可导致右心衰竭，不能保证相对足够的心脏射血量，导致晕厥发生。肺动脉栓塞是由于迷走神经反射而诱发晕厥。

3. 情境性晕厥　是指晕厥发生于特定触发因素之后，如咳嗽、打喷嚏、胃肠道刺激（吞咽、排便、腹痛）、排尿（排尿性晕厥）、运动后及餐后等。

（1）咳嗽性晕厥：多见于有慢性肺部疾病患者，剧烈咳嗽后发生。其原因可能是剧烈咳嗽导致胸腔压力增加，静脉回流受阻，心输出量减少导致脑灌注不足。

（2）排尿性晕厥：多见于青年男性，在夜间排尿时或排尿后晕倒，持续1~2分钟，可自然苏醒，无后遗症，可能是因排尿时通过屏气刺激迷走神经和排尿后腹压下降引起。

（3）体位性低血压性晕厥：发生在血管收缩反射存在缺陷或不稳定的患者中。直立位血压下降主要是由于下肢血容量增加而血管收缩反射消失引起的。此类晕厥与血管迷走性晕厥的区别主要是体位性晕厥往往是由卧位或坐位突然站起时诱发。卧立位试验有助于体位性低血压的诊断，对于可疑体位性低血压者，可在平卧位时和站立3分钟后用常规血压计分别测上臂血压。

4. 脑源性晕厥

（1）短暂性脑缺血发作：短暂性脑缺血发作可出现晕厥，常伴有眩晕、复视、偏瘫、偏深感觉障碍、共济失调等脑干损害症状。

（2）癫痫：癫痫可引起短暂的意识丧失，患者渐进性出现无反应、摔倒、遗忘症状。

（3）基底动脉型偏头痛：此类患者多为年轻女性，其特点是在剧烈头痛出现之前先出现晕厥，意识丧失的时间较短。

5. 颈动脉窦综合征　颈动脉窦通常对牵拉或压迫敏感。按摩单侧或双侧颈动脉窦，可导致反射性心率减慢和动脉血压下降，此类晕厥发作前多有突然转头的动作、衣领过紧或在颈动脉窦区刮胡须等。对于此类晕厥，需要区分患者到底是由于颈动脉窦敏感性增高而导致的良性晕厥，还是同时合并对侧颈动脉严重狭窄而导致的供血不足。

6. 低血糖　严重低血糖可以出现意识丧失，多见于糖尿病患者口服降糖药或应用胰岛素过量，以及慢性肝病患者等。晕厥患者应常规测血糖，若为血糖过低所致，应立即给予50%的葡萄糖静脉注射。

7. 急性失血　常见于急性胃肠道失血，晕厥同时伴有血压下降及休克表现。若患者无腹痛、呕血或黑便症状时，较难判断。

家庭急救要领

患者出现晕厥先兆表现时，若在室内可以立即躺下；若没有条件，应立即蹲下或坐下，以免摔伤。

周围人员如发现患者突然眼睛无神，呼唤没有反应，应该立即让患者躺下，把双脚垫高过胸，有利于改善脑部血液供应。松开患者的衣服领口，打开窗户，使其呼吸通畅。有条件的可以立即测血压，了解患者当时的心跳、血压情况，也可以搭脉，感觉脉搏的强弱，计数每分钟脉搏次数，以便就医时向医生提供有用信息。

几分钟后患者清醒，如果仍有下列症状，应尽快呼叫急救车或送医院：大汗淋漓，持续头痛、头晕，口唇青紫或面色苍白，恶心、呕吐，胸痛、胸闷，脉搏过快、过慢或脉律不整齐，血压明显低于或高于平时水平等。

即便症状完全缓解，也要送患者去医院检查晕厥的原因。晕厥最可能的病因主要是心脑血管问题，所以应尽早完善检查，有的患者可能查不到明确病因，那就要加强防护，预防突发晕厥造成摔伤等继发损伤。

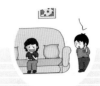

第 60 天　昏迷怎么办

昏迷是意识完全丧失的一种严重情况。患者对语言无反应，各种反射不同程度丧失。

引起昏迷的原因有两个方面，一个是由于脑部病变引起的昏迷，另一个是由于全身疾患引起的昏迷，包括酒精中毒、糖尿病酮症酸中毒、尿毒症、肝昏迷、一氧化碳中毒等。

日常生活中，我们经常遇到如下两种情况。一种是我们身边突然出现患者昏迷；另一种是患者因脑血管病或颅脑外伤等已昏迷一段时间，病情稳定后需回家恢复和休养。

家庭急救要领

当我们身边突然出现疑似昏迷的患者时，鉴别患者是否昏迷最简单的办法是用拇指重压患者上眼眶，正常人或轻症患者会出现对疼痛的反应；而昏迷，特别是深昏迷患者毫无反应。确定患者昏迷后，应尽快送患者到医院抢救。

在护送患者去医院途中，要注意做好以下几点。

1. 使患者平卧，头偏向一侧，以保持呼吸道通畅。必要时还应进行心肺复苏术。

2. 患者如有活动性假牙，应立即取出，以防误入气管。

3. 注意保暖，防止患者受凉。

4. 密切观察病情变化，经常呼唤患者，以了解意识情况。对躁动不安的患者，要加强保护，防止意外损伤。

对于长期昏迷的患者，做好护理非常重要（同脑卒中康复护理，见本书第 138 页）。

1. 饮食护理　给予高热量、容易消化的流质食物；不能吞咽者，给予鼻饲。鼻饲食物可为牛奶、米汤、菜汤、肉汤和果汁等。另外，也可将牛奶、鸡蛋、淀粉、菜汁等调配在一起，制成稀粥状的混合物，鼻饲给患者。每次鼻饲量不超过 200 毫升，每日 5~6 次。鼻饲时，应加强患者所用餐具的清洗、消毒。

2. 保持呼吸道通畅，防止感冒　长

期昏迷的患者机体抵抗力较低，要注意给患者保暖，防止受凉、感冒。患者无论取何种卧位都要使其面部转向一侧，以利于呼吸道分泌物的引流；当患者有痰或口中有分泌物和呕吐物时，要及时清理；每次翻身变换患者体位时，要轻叩患者背部，以防吸入性或坠积性肺炎的发生。

3.预防压疮　昏迷患者预防压疮最根本的办法是定时翻身，一般每2~3小时翻身一次。另外，还要及时更换潮湿的床单、被褥和衣服。现介绍单人翻身法（以置患者于左侧卧位为例）。①家属站于患者右侧，先使患者平卧，然后将患者双下肢屈起。②家属将左手臂放于患者腰下，右手臂置于患者大腿根下部，然后将患者抬起并移向右侧（家属侧），再将左手放在患者肩下部，右手放于腰下，抬起、移向右侧。③将患者头、颈、躯干同时转向左侧即左侧卧位。④在患者背部、头部各放一枕头，以支持其翻身体位，并使患者舒适。

4.预防烫伤　长期昏迷的患者末梢循环不好，冬季时手、脚越发冰凉。家人在给患者使用热水袋等取暖时，一定要注意温度不可过高，一般低于50℃，以免发生烫伤。

5.防止便秘　长期卧床的患者容易便秘。为了防止便秘，每天可给患者吃一些香蕉、蜂蜜和含纤维素多的食物，每日早晚替患者按摩腹部。3天未大便者，应服用麻仁润肠丸或大黄苏打片等缓泻药，必要时可用开塞露帮助排便。

6.防止泌尿系统感染　患者如能自行排尿，要及时更换尿湿的衣服、床单、被褥。如患者需用导尿管帮助排尿，每次清理患者尿袋时要注意无菌操作，导尿管要定期更换。帮助患者翻身时，不可将尿袋抬至高于患者卧位水平，以免尿液返流造成泌尿系统感染。

7.防止坠床　躁动不安的患者应安装床挡，必要时使用保护带，防止患者坠床摔伤。

8.预防结膜、角膜炎　眼睛不能闭合者，可给患者涂用抗生素眼膏并加盖湿纱布，以防结膜炎、角膜炎的发生。

9.一般护理　每天早晚及饭后给患者用盐水清洗口腔，每周擦浴1~2次，每日清洗外阴一次，隔日洗脚一次等。

第 61 天　咯血怎么办

咯血是指喉以下支气管或肺组织出血，经口咯出，多由呼吸系统疾病所致，也可由循环系统或其他疾病引起。咯血量从痰中带血，到大口咯血数百毫升不等。急性及大量咯血时，常导致支气管阻塞、肺不张、失血性休克和窒息。

家庭急救要领

咯血一旦发生，患者不应强忍，最主要是保持呼吸道通畅。仰卧位咳嗽时，会使血液堵塞呼吸道而发生窒息，所以患者应取半侧卧位，将头偏向一侧，口腔里有血、痰或其他分泌物，一定要及时清除；如果知道出血在肺的哪一侧，要卧向患侧。

家里人或身边的人要安慰患者，消除患者的恐惧心理。少量咯血者，应随时观察患者的体温、脉搏、呼吸、血压的变化。中等量或大量咯血者，若咯血骤然减少或中止，同时出现胸闷和极度烦躁不安时，应想到发生窒息的可能，应立即进行抢救。将患者置于俯卧位，一人立即抱起患者的下半身，头低脚高位使其身体倒置，与床面成 45° ~60° 角，以保持充分的引流体位。另一人轻托患者的颈部，使头向背部屈曲，拍击背部，引流肺内血液，同时撬开牙齿，清除口咽部积存的血块，解除呼吸道阻塞。如果患者呼吸停止，应立即进行心肺复苏，并尽快将患者送往医院诊治。

第 62 天　呕血怎么办

呕血是指上消化道（食管、胃、十二指肠）出血量较多时，胃内或反流入胃内的血液，经口腔呕出。呕出的血液呈咖啡色，也可呈鲜红色；未呕出的血液，随大便排出可导致柏油样黑便。呕血的病因很多，主要是上消化道疾病所致，少数病例可为全身性疾病的局部出血表现。

家庭急救要领

呕血一旦发生，应让患者尽快静卧，消除其紧张情绪，注意给患者保暖，让其保持侧卧。患者要保持头低脚高的姿势，可在脚部垫枕头，与床面成30°角，有利于下肢血液回流到心脏，保证大脑的血供。呕血时，患者的头要偏向一侧，以免血液吸入气管引起窒息。患者的呕吐物或粪便要暂时保留，粗略估计其总量，并留取部分标本以备化验。少搬动患者，更不能让患者走动，同时要严密观察患者的意识、呼吸、血压、脉搏及尿量等，并快速拨打"120"急救电话。暂停饮食，以免加重病情。

呕血时，要注意观察呕吐物及粪便的性状、量及颜色。呕血及便血的颜色，取决于出血量的多少及血在消化道内停留的时间。如出血量多、停留时间短，呕血颜色新鲜或有血块；出血量少、停留时间长，则颜色比较暗或呈黑色。伴有呕血者，一般比单纯黑便者出血量大。当患者出现口渴、烦躁、出冷汗、晕厥等症状时，应考虑有新鲜出血，须尽快送医。

第 63 天 血尿怎么办

血尿病因复杂。某些药物，如利福平、苯妥英钠、酚噻嗪等，以及某些食物，如甜菜、番泻叶、辣椒等均会使尿液呈红色，看起来很像肉眼血尿，但尿常规检查并未发现尿内有红细胞。如果尿常规检查有红细胞，每个高倍视野内红细胞数目超过 3 个，医学上称之为血尿。在少数情况下，血尿可以由剧烈运动、月经污染或插尿管后引起。如果没有上面谈到的种种情况，则血尿是一个危险信号。引起血尿的原因有很多，但 95% 以上的血尿是泌尿系统本身疾病所致，如肾脏及尿路的炎症、结石、肿瘤、外伤、药物刺激等。此外，全身性疾病及邻近器官病变亦可导致血尿的发生，如出血性疾病，结缔组织病，子宫、阴道或直肠的肿瘤侵及尿路。

家庭急救要领

1. 卧床休息，尽量减少剧烈活动。

2. 大量饮水，减少尿中盐类结晶，加快药物和结石排泄。肾炎已发生水肿者应少饮水。

3. 慎用易导致血尿的药物，尤其是肾脏病患者。

如果出现无痛性血尿，要警惕膀胱肿瘤。一旦发现小便颜色加深，应尽早去医院检查，确诊病因，彻底治疗。

第64天 **便血怎么办**

血液从肛门排出，粪便颜色呈鲜红、暗红或柏油样（黑便），均称为便血。便血多见于下消化道出血，特别是结肠与直肠病变导致的出血，亦可见于上消化道出血。便血的颜色取决于消化道出血的部位、出血量与血液在胃肠道停留的时间。上消化道出血及小肠出血多为暗红色或黑便，但若出血速度较快、出血量多、肠蠕动增快时，大便可呈暗红色或鲜红色。结肠与直肠出血时，由于血液停留于肠内时间较短，往往排出鲜红色或较鲜红色血便。便血伴皮肤、黏膜或其他器官出血现象者，多见于血液系统疾病及其他全身性疾病，如白血病、弥散性血管内凝血等。常见的便血原因如下。

1. 痔 便血一般发生在排便过程中或便后，呈滴血或喷射状，血色鲜红，血与粪便不混合。

2. 肛裂 肛裂导致的便血，血色鲜红，滴出或手纸擦后有血迹，便后肛门有剧烈疼痛。

3. 直肠、结肠息肉 血色鲜红、无痛、血与大便不混合。

4. 溃疡性结肠炎 出血混有黏液或呈脓血便，伴有腹痛、发热、便频等。

5. 直肠癌 血色鲜红或暗红，呈滴状附于大便表面；晚期常出现脓血便，并伴有肛门直肠下坠、消瘦、大便习惯改变等症状。

约90%痔疮患者有便血，冬季是痔疮的高发期。痔疮继续发展，会引起出血量增大、疼痛难忍，影响工作和生活。

家庭急救要领

1. 多喝水，多吃富含纤维的食物如苹果、甜菜、绿花椰菜、甘蓝科蔬菜、胡萝卜、绿豆、麦麸、梨子、豌豆及全麦等谷类。少吃辛辣食物。每次坐便的时间最好不要超过5分钟，尤其不要一边上厕所，一边看书，勿长时间端坐不动，每小时至少起身活动5分钟。

此外，温水坐浴也非常有帮助。温水可促进患部的血液循环，有助于收缩此处肿大的静脉，还能止痛。痔疮患部可能会发痒，但勿用抓挠来缓解不适，以免损害直肠脆弱的静脉管壁，使情况更糟糕。

2. 调整作息时间　熬夜是最大的禁忌，身体的运作会变慢，排便也会延长，所以调整好作息时间很重要。

3. 引起重视　出现便血者应去正规专科医院做粪便常规检查和肛门镜检查，以便明确诊断并尽早治疗，以免引起其他并发症。

第65天 腹痛怎么办

一、导致急性腹痛的疾病分类

1. 腹内脏器的急性疾患

（1）腹膜急性发炎：最常由胃、肠穿孔引起，腹痛有下列特点。①疼痛定位明显，一般位于炎症所在部位，可有牵涉痛。②呈持续性锐痛。③腹痛常因加压、改变体位、咳嗽或喷嚏而加剧。④病变部位压痛、反跳痛与肌紧张。⑤肠鸣音消失。

（2）腹腔器官急性发炎：如急性胃炎、急性肠炎、急性胰腺炎、急性阑尾炎。

（3）空腔脏器梗阻或扩张：腹痛常为阵发性与绞痛性，可十分剧烈，如肠梗阻、肠套叠、胆道蛔虫病、泌尿系统结石性梗阻、胆石症绞痛发作。

（4）脏器扭转或破裂：腹内有蒂器官（卵巢、胆囊、肠系膜、大网膜等）急性扭转时可引起强烈的绞痛或持续性疼痛。急性内脏破裂（如肝破裂、脾破裂）、异位妊娠破裂，表现为疼痛急剧并有内出血病征。

（5）腹腔内血管阻塞：甚少见，腹痛相当剧烈，主要发生于心脏病、高血压、动脉硬化的基础上，如肠系膜上动脉栓塞、主动脉夹层、门静脉血栓形成等。

（6）腹壁疾病：腹壁挫伤、脓肿及腹壁皮肤带状疱疹等。

2. 胸部疾病引起的放射性腹痛　肺炎、肺梗死、急性心肌梗死、急性心包炎、食管裂孔疝等，疼痛可向腹部放射，类似"急腹症"。

3. 全身性疾病　由于毒物作用、代谢紊乱或过敏等因素，刺激腹部神经而引起腹痛，如铅中毒、急性卟啉病、糖尿病酮症酸中毒。过敏性紫癜也可能以腹内脏器的急性疼痛为表现。

二、家庭急救要领

急性腹痛来得突然、剧烈、变化快。由于腹腔脏器较多，病情复杂，在家中不易判断清楚，所以腹痛患者最好到医院就诊，不要随意用药。

1.急性腹痛患者，在未明确诊断之前尽可能不使用止痛药物，以免掩盖病情真相，延误治疗。

2.在去医院就诊之前，患者不能进食、饮水，以免加重呕吐。如果需要急诊手术，患者也要禁食禁水。

3.由于老年人对痛觉反应较迟钝，当老年患者感到疼痛明显的时候，可能疾病已经很重了。

4.婴幼儿腹痛也应该加倍注意。婴幼儿往往以哭闹来表达各种不适。一旦孩子持续哭闹不止，一定要想到是否有腹痛情况。小儿肠套叠、嵌顿疝、阑尾炎等都是常见急症。

第66天 心悸怎么办

心悸是指患者感觉心跳很快，快到心脏要跳出来，或者心脏突然不规律地跳了几下，自觉"跳跳停停"，让人感到不舒服。如果心悸影响到血流供应，就会出现眼前发黑、冒冷汗、晕厥等症状，应马上送医。年轻人如果心悸时间持续超过5分钟，应就医确诊原因。如果患者年龄超过50岁，在运动和用力时发生心悸，或既往有心脏病病史，更应尽快就医。

家庭急救要领

1. 保持安静，避免患者情绪紧张，以防加重心悸的不适感。

2. 自测脉搏，观察脉搏快慢，有无停顿，节律是否整齐。

3. 如果合并眼前发黑、冒冷汗、晕厥，应马上送医。

4. 清淡饮食，鼓励患者多吃蔬菜及水果，以补充体内水分；禁忌喝咖啡、酒、浓茶，戒烟；注意休息，适度运动。

第四章

常见伤病的家庭康复护理

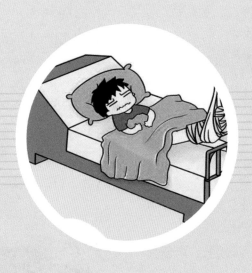

脑卒中致残率高，功能恢复需要较长时间。在脑卒中恢复期，对患者情绪影响最大的瘫痪问题，应给予较大的关注。患者多年老体弱、消化功能差，看护者要协助做好生活护理，如翻身、擦澡、洗脚、喂饭、喝水等，学会看懂患者的手势；使患者感受到家人的关怀，尽量满足患者心理、生理上的需求；反复强调康复训练的重要性，指导患者主动或被动运动，循序渐进，以达到生活能力的早期重建，增加患者自信心，鼓励患者尽力完成洗脸、漱口等日常生活动作，并及时给予肯定。

第 67 天　脑卒中康复的体位

患者发生脑卒中后，因偏瘫造成肢体肌肉或关节痉挛、挛缩畸形、姿势异常等，起初大部分时间都是在床上度过的。不良姿势会加重关节、肌肉挛缩。康复体位，又称良肢位，对抑制痉挛，预防肩关节半脱位等均能起到良好的作用。

1. 仰卧位　头部置于高度适宜的枕头上，患侧肩胛下方垫一枕头，使其前伸。肘关节伸直，置于枕头上，腕关节背伸，掌心向上，五指伸展稍分开；患侧臀部及大腿外侧垫枕，防止患侧骨盆后缩，防止髋关节外展、外旋（图4-1）。仰卧位往往由于受紧张性颈反射和迷路反射的影响，异常反射活跃，会加重痉挛。

2. 患侧卧位　最重要的体位，可增加对患侧的知觉刺激，使患侧被拉长，抑制上肢屈肌痉挛和下肢伸肌痉挛，有利于患肢感觉功能恢复。将患者安置为患侧在下，健侧在上，患侧上肢前伸，使肩部向前，确保肩胛骨的内缘平靠于胸腔，肘关节伸展，手指张开，掌心向上；健侧上肢可放在躯干上（图4-2）。

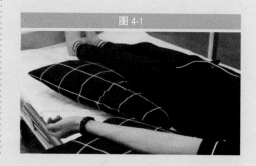

图 4-1

图 4-2

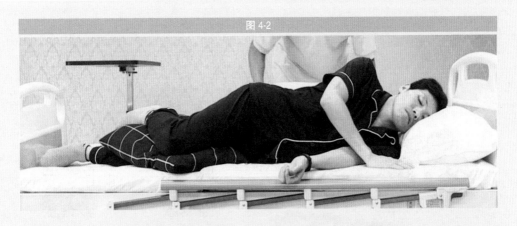

图 4-3

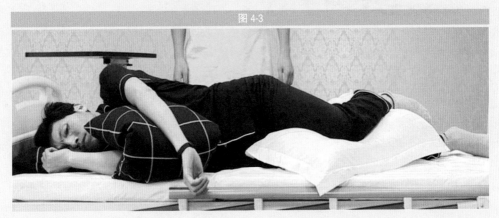

3. 健侧卧位　健侧在下，患侧在上，枕头不宜过高，患侧上肢下垫一个枕头，使患侧肩部前伸，肘关节伸展，前臂旋前，腕关节背伸。患侧骨盆旋前，髋关节呈自然半屈曲位，置于枕上，健侧下肢平放在床上，轻度伸髋，稍屈膝（图 4-3）。此体位对患侧上肢的屈肌痉挛和下肢伸肌痉挛具有防治作用。

4. 坐位　若病情允许，应鼓励患者及早坐起，或进行抬高床头训练，可预防各种并发症，尤其是体位性低血压。床上坐位要求脊柱垂直于床面，髋关节保持近于直角（图 4-4）。坐轮椅时，可在其背后置一硬板，以保持躯干直立、髋关节屈曲。

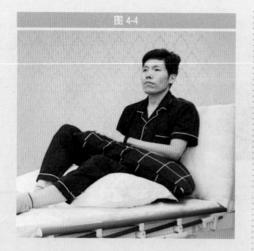

图 4-4

扫描二维码看视频

仰卧位

扫描二维码看视频

患侧卧位

扫描二维码看视频

健侧卧位

扫描二维码看视频

坐位

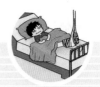

第68天 # 脑卒中康复的运动功能锻炼

患者生命体征稳定，神经系统症状不再恶化时，即可进行运动功能康复训练。早期进行肌力训练对神经系统的功能恢复有较好的促进作用。偏瘫早期通过被动运动，并配合主动运动，使大脑皮质传递神经冲动，可兴奋病变脑部组织，促进肢体主动运动的出现，还可以改善瘫痪肌肉的血液循环，防止肌肉萎缩。

按摩可以促进血液循环及淋巴回流，以减少肿胀，也是对患肢的感觉刺激。按摩一般从远端向近端轻柔、缓慢进行，对瘫痪肌群予以按摩和揉捏，对肌张力高的肌群可用按抚性质的推摩，使其放松，每天2次，每次15~20分钟。

1. 上肢康复训练　早期采取患肢被动活动，忌牵拉关节，适当诱发主动运动。

上肢肩关节被动运动，包括前屈、内收、外展、内旋、外旋；如果处于脑卒中弛缓期，肩关节活动范围仅能达到正常的50%。

肘关节被动运动包括肘关节伸、屈，及前臂旋前、旋后运动。手关节活动度维持训练可做腕关节掌屈、背伸、桡偏、尺偏，及指关节屈伸运动。通过上述训练，可预防腕关节、指掌关节屈曲挛缩及拇指关节挛缩，促进拇指和手功能改善。上肢康复训练时可采用主动辅助运动，即双手食指互扣，用健侧上肢带动患肢在胸前上举，然后屈肘，双手返回胸前，此为Bobath握手。每日2~3次，每次每个动作10次左右。活动顺序由上而下，由大关节到小关节，循序渐进，幅度由小到大，牵伸挛缩的肌肉肌腱及关节周围组织，多做与挛缩方向相反的运动，直到主动运动恢复。

2. 下肢康复训练

（1）桥式运动：是偏瘫患者卧床期间常用的一种训练，可提高骨盆控制力，缓解躯干及下肢痉挛。取仰卧位，双腿屈膝，双手、双足支撑于床，将臀部主动抬起，保持骨盆水平位。

（2）患肢屈曲训练：主要是屈膝屈

髋、伸膝屈髋、踝关节背屈、足跟的牵拉及足趾的伸屈。通过上述训练，可以抑制患侧下肢伸肌的异常活动。每日2~3次，每次每个动作10次左右。

3.坐起及坐位平衡训练　如患者病情稳定，可让其慢慢坐起，先抬高床头30°，之后每天增加5°~10°，至80°为止。患者可先侧移至床边，将健肢放于患肢下，用健肢将患肢移至床边，使患膝自然屈曲，然后头向上抬，躯干向患侧旋转，健手横过身体在患侧用手推床，把自己推至坐位，同时摆动双腿。练习起坐顺序是靠坐、自行扶坐、独坐、坐位平衡。

4.站起及站立平衡训练　患者首先在帮助下扶支持物站立，并多次重复直至最后徒手站立。患者Bobath握手，双上肢前伸，头和躯干前倾，重心前移至双足，然后抬起臀部，髋、膝伸展而站立。陪护人员可立于患者患侧，一手将患膝向前拉，另一手放在健侧臀部，帮助患者抬起臀部。

第 69 天 脑卒中康复的步行训练

1. 步行训练　当患者能站稳 10~15 分钟而无疲劳感时，可开始步行锻炼。步行时先原地抬步，再向患侧移动身体重心，陪护人员辅助患肢膝关节支撑重力，后迈健肢，完成一个步行周期，反复练习直到独立行走。

2. 床至轮椅的移动　轮椅斜放于患者健侧，陪护人员站在患者患侧，利用健侧上肢充分支撑，以健侧下肢为轴，移动躯干，使臀部正对轮椅，使躯干充分前屈之后，再慢慢坐下。陪护人员要保证患者在移动过程中的安全，并调整患者在轮椅上的坐姿（图 4-5~ 图 4-8）。

扫描二维码看视频
床至轮椅的移动

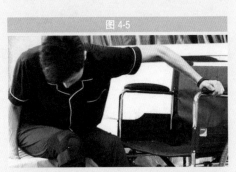
图 4-5

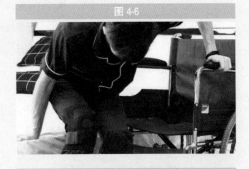
图 4-6

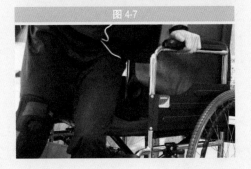
图 4-7

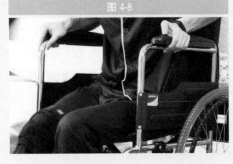
图 4-8

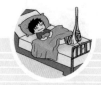

第 70 天　脑卒中康复的吞咽功能锻炼

吞咽障碍是脑卒中患者的常见并发症，吞咽困难可造成营养成分摄入不足，易出现吸入性肺炎、窒息。

1.基础训练　对摄食 - 吞咽有关的各个部位肌群进行功能训练，舌肌及吞咽肌群运动能力的训练可提高吞咽反射的灵活性，并能防止吞咽肌群运动发生废用性萎缩。

（1）每日进行鼓腮、伸舌训练和双侧面部按摩：目的是改善口、面、舌、下颌的运动功能，促进主动收缩功能恢复。每天 3 次，每次 20 分钟。

（2）舌的运动：包括舌向前、后、左、右、上、下各个方向的主动训练，以及训练者用纱布包住患者舌头，用力向各个方向的被动运动，每天 3 次，每次 20 分钟，直到能主动运动。

（3）咽部冷刺激：用棉棒蘸少许冰水，轻轻刺激患者软腭、舌根及咽喉壁，然后嘱患者做吞咽动作。寒冷刺激可提高吞咽发生的敏感性和速度，有效强化吞咽反射。

（4）冰块刺激：采用头部 30°~60° 前屈仰卧体位，先用较小的冰块刺激口腔两侧黏膜 - 舌根 - 咽部，然后咽下，每天 1 次，逐渐增至 2~3 次 / 日。

2.进食训练　患者经过基础训练后，吞咽功能如有明显好转，可开始进食训练。

（1）进食环境：环境应安静，患者要放松，用鼻呼吸，患者精力要集中，以免分散精力引起误吸。必要时准备吸引器、氧气等急救物品。

（2）进食体位：视病情而定。能坐起的患者取躯干垂直，稍向前倾约 20°，颈部稍向前弯曲，使舌骨肌张力增高，喉上抬，食物容易进入食管。不能坐起者，一般采用躯干 30° 仰卧，头部前屈，偏瘫侧肩部以枕垫起。喂食者位于患者健侧，此时进行训练，食物不易从口中漏出，有利于食物向舌根运送，减少鼻腔逆流及误吸的危险。

（3）食物选择：根据患者吞咽障碍程度选择，先选择易在口腔内移动、密

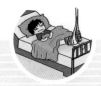

度均匀又不易出现误吸的食物，避免黏性、干燥和难以咀嚼或易松散、不易变形、易在黏膜上残留的食物，忌食刺激性食物。

（4）食具：开始选择小而浅的勺，从健侧喂食，尽量把食物放在舌根以利于吞咽。

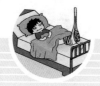

骨关节炎的护理

骨关节炎是一种关节退化的现象，表现为关节局部的疼痛、肿胀、僵硬、屈伸活动障碍、活动摩擦感等。如果诊断明确，则家庭护理的主要目的为减少或消除疼痛，矫正畸形，改善或恢复关节功能和提高生活质量。

1.日常护理　家人要鼓励患者积极配合治疗，建立合理的生活方式，戒烟戒酒，养成良好的睡眠习惯。

2.饮食　宜清淡，多吃牛奶、蛋类、豆制品、鱼虾、蔬菜和水果，必要时可补充钙剂。增加多种维生素的摄入。烹调时少放动物油，适当增加牛筋、鱼皮、海参、木耳、海带、山药等食物的摄入量。

3.合理运动　急性发作期应多休息，可稍微做些有氧运动，如游泳、散步、骑车等。不要长时间维持一个姿势持续用力，比如站、跪、蹲等。尽可能少上下楼梯、少爬山、少拎重的东西，女性尽可能少穿高跟鞋，可使用拐杖等辅助活动。患者在开展锻炼前，应先询问医生意见。

4.药物护理　口服药主要以止痛药为主。严格遵循医嘱，勿自行滥用药物。止痛药宜餐后半小时服用，以减少胃肠道不良反应。此外，用温经通络、活血止痛的中药熏洗也是不错的办法。

在病情平稳的情况下，一定要遵循医嘱，按时门诊随访，以便进一步制订更适合患者的康复计划。

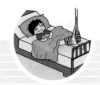

第72天　术后伤口的护理

外伤骨折后局部肿胀、淤血常可能影响手术，因此在伤后24小时内肿胀部位可冷敷，防止内出血，以免肿胀加重。24小时后热敷，可促进水肿吸收。患者还要有意识抬高患肢，适当进行功能锻炼（需要在医生指导下进行），促进血液循环，应用活血化瘀药物，缩短肿胀病程。

为了防止伤口形成血肿，手术中一般会放置引流管引流淤血。一般在术后1~2天，出血就会基本止住，引流量明显减少，便可拔除引流管。

手术当天，麻醉过后，伤口疼痛程度最重。疼痛虽然不直接影响伤口愈合，但会干扰患者的睡眠和食欲，影响病情康复，可以酌情使用止痛药。

手术后一般都有轻度发热，这是手术时受损伤组织被身体吸收的正常反应。5天以后，体温就会趋于正常。如果手术5天后仍有体温升高，并伴有伤口红肿、发烫，疼痛加重，要警惕伤口感染。

手术后2~3天，伤口一般都会有些水肿，缝线的针眼也会稍发红，这是正常现象。医生说的"换药"就是消毒、更换敷料，并不需要额外使用其他药物。只有在伤口感染或有肉芽创面的时候，医生才会根据病情需要，进行特殊处理。

换药次数应该根据伤口渗出、生长情况而定，并不是越频繁越好。敷料上有较多的渗血时，需要及时换药，以保持干燥、防止感染。过勤的换药，不但没有好处，反而会成为不良刺激，不利于，甚至影响伤口的愈合。

手术时，一些肉眼看不见的神经末梢会被切断。伤口愈合时，新生的神经纤维长入瘢痕，很容易受到刺激，产生痒感，这是正常现象。这种痒感会慢慢自然消失，要避免搔抓。

伤口拆线后，用无菌敷料保护1~2天，就可以除去敷料。这时候伤口已经基本愈合。

经医生判断后正常拆线，没有渗

出物或感染迹象，通常应继续保持伤口干燥约 48 小时，之后只要伤口没有特殊变化，沾水、轻度的洗涤，甚至使用沐浴露等清洁用品，都是没有关系的，也可以洗澡，不必刻意避免沾水。

第73天 骨折伤后康复的腿部肌肉锻炼

1. 股四头肌舒缩练习 绷紧大腿肌肉，尽可能伸直膝关节，坚持5~10秒。2分钟内重复做10次，休息1分钟，再重复，直到大腿感到疲劳。

2. 直腿抬高练习

（1）仰卧抬腿练习：膝关节伸直，绷紧大腿肌肉，抬高患肢15厘米，坚持5~10秒，慢慢放下。重复动作直到大腿感到疲劳。

（2）坐位抬腿练习：绷紧大腿肌肉，在没有任何支撑的情况下完全伸直膝关节。重复练习。周期性地进行这些练习直到大腿肌力完全恢复。

3. 踝关节屈伸运动 有节奏地上下活动足部，使腓肠肌和胫骨前肌肉收缩，即小腿前后两部分肌肉收缩。2~3分钟为1组，每小时2~3组。持续练习直到完全康复，足踝及小腿肿胀完全消失。

4. 伸膝练习 将一条毛巾卷起来放于足踝后方，使脚跟离开床面，绷紧大腿，试着最大限度地伸直膝关节，使膝关节后面接触床面，保持5~10秒，重复直到大腿感到疲劳。

5. 屈膝练习

（1）卧位支撑屈膝练习：最大限度地屈曲膝关节，脚在床上滑动。维持最大屈曲度位置5~10秒，然后伸直。重复直到下肢疲劳，或能完全屈曲膝关节。

（2）坐位有支撑屈膝练习：坐于床边和椅子上，把正常一侧的脚放于患侧的踝后方作为支撑，慢慢屈曲膝关节。在此位置上维持5~10秒。重复数次直到下肢感到疲劳，或能够完全屈曲膝关节。

（3）坐位无支撑屈膝练习：坐于床边和椅子上，以尽可能快的速度屈曲膝关节直到全足触地。上半身重心前移增加膝关节屈曲度，坚持5~10秒。完全伸直膝关节。重复数次直到下肢感到疲劳，或能够完全屈曲膝关节。

第74天 腰背肌的功能锻炼

腰背部肌肉是维持腰椎稳定性的重要结构之一，加强腰背部肌肉的锻炼，有助于维持及增强腰椎的稳定性，从而延缓腰椎劳损退变的进程，有效预防急慢性腰部损伤和腰痛的发生。因腰腿痛卧床休息或者佩戴腰围治疗的患者，腰部不活动、不受力，长此以往会引起腰肌的废用性萎缩和无力，所以应当加强腰背肌的锻炼。

1.腰背肌锻炼方法

（1）直腿抬高：取平卧位，膝关节伸直，腿上举，幅度适当，渐渐增加抬腿高度。先单腿，后双腿，每日3次，每次坚持3~5组，以后每天每次增加1组。

（2）前后摆腿：右侧卧位，左手扶床，右腿微屈，左腿伸直。左腿向上侧举、向前摆、向后摆，同时抬头挺胸。做完两个8拍后换右腿。

（3）拱桥式：取仰卧位，双腿屈膝，双手双足支撑于床，将臀部主动抬起，保持骨盆水平位。每次持续5秒左右，然后腰部肌肉放松，放下臀部休息3~5秒为一个周期。每组10~20次，每日至少2组。

2.腰背肌功能锻炼的注意事项

（1）腰背肌锻炼的次数和强度因人而异，应当循序渐进，每天可逐渐增加锻炼量。

（2）锻炼时不要突然用力过猛，以防腰扭伤。这是一种静力性的训练，只需要缓缓用力就可以了。

（3）如锻炼后次日感到腰部酸痛、不适、发僵等，应适当地减少锻炼的强度和频度，或停止锻炼，以免加重症状。

（4）如果已经有腰部酸痛、发僵、不适等症状时，应当停止或减少腰背肌锻炼；在腰腿痛急性发作时应当及时休息，停止练习，以免使原有症状加重。

（5）慢性病患者锻炼时间不宜过长，幅度不宜过大，以不感觉疲惫为标准。

（6）外伤患者急性期禁止锻炼。

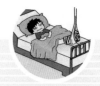

第75天　脊柱术后的卧床期康复

脊柱术后患者应睡硬板床，床垫不宜过厚，以减少脊柱及伤口受压。

1.轴线翻身　轴线翻身就是头肩部和腰、腿保持在一条线上翻身，同时，同向翻动，不能扭动。其意义在于保证整条脊髓在同一水平线上，防止脊髓扭曲受压。患者在术后前几日，可请他人帮助翻身，待伤口引流管拔出后练习自己翻身。

2.床上活动　适当的床上活动有助于防止深静脉血栓的发生，患者四肢可做较大范围的活动，但腰背部要制动。

（1）上肢活动：握拳、屈肘、抬高上臂。

（2）下肢活动：直腿抬高（抬高角度以患者自身耐受程度为限，抬腿后在空中停留10~15秒）、屈伸膝。

（3）足部活动：足跖屈、背屈、踝部旋转，上述活动建议每天做2~3组，10~20次为1组。

3.床上排便训练　术后长时间卧床和较长时间禁食禁水容易造成肠蠕动减慢，导致便秘。患者应食用一些粗纤维食物，如玉米、糙米、大豆、燕麦、荞麦、茭白、芹菜、苦瓜、水果等，避免食用豆浆、牛奶等容易增加胃肠胀气的食物。排便不畅的患者可以用手按摩自己的腹部，增加肠道蠕动。方法是从右侧腹部开始向上再向左下顺着大肠方向按摩10~15分钟，深度为3~5厘米。如3天以上无法排出大便，可询问医生后，适当使用通便药物。

4.膀胱括约肌功能训练　术后患者一般会留置导尿管，导尿管作为异物会对患者的尿道黏膜有刺激性作用，导致尿路感染的发生。留置导尿管期间，患者应多饮水，尿液的冲刷作用能减轻导尿管对尿道的刺激。拔除导尿管前患者应进行膀胱括约肌功能训练，即夹闭导尿管后嘱患者憋尿，每4小时放开尿管1次，重复2~3次。此方法能训练膀胱的储尿功能和患者自身的排尿意识，恢复患者的排尿反射。夹闭尿管期间，患者应多饮水，以帮助膀胱储尿功能的恢复。

第76天　脊柱术后的后期康复

当患者在床上活动自如、能自主翻身、伤口愈合良好、引流管已拔除、导尿管拔除并恢复自主排尿时，可进入床旁活动期。此期间主要培养患者的床椅转移能力和支具的佩戴使用。

1. 支具的佩戴　原则上应躺着戴躺着摘，持续3个月。

（1）颈托的佩戴：颈托是颈椎病辅助治疗器具，能起到制动和保护颈椎，减少神经压迫，减轻椎间关节创伤性反应的作用，并有利于组织水肿的消退和巩固疗效、防止复发。颈托应白天佩戴，休息时除去。患者坐位、侧卧、站立时都需佩戴颈围。既不能过紧，避免呼吸困难及压疮形成；也不能过松，避免固定不牢固。每天调整颈围的松紧度，以能张口饮食为度。平卧位时解除颈围，使颈部皮肤休息，但颈部两侧需给予棉垫固定。切口愈合后，应每天用温开水擦洗颈部皮肤。

（2）胸椎保护器具的佩戴：胸椎支具较大且坚硬，患者应在陪护人员的帮助下佩戴。患者先取侧卧位，将支具后半部置于躯干后面；再取平卧位，将支具前半部置于颈胸腹部。使支具前后边缘在腋中线重叠，用固定带系紧。待患者坐直后调整支具的松紧度。卸下方法：患者先取平卧位，按与佩戴程序相反的顺序取下。

（3）腰围的佩戴：患者取侧卧位，陪护人员将一侧腰围垫至患者身下，待患者取平卧位时拉出，嘱患者深吸气后固定住腰围。患者坐起后调整腰围的松紧度。

（4）支具佩戴注意事项：支具必须在床上佩戴，将支具松紧度调节好后可下床活动，上床后再将支具除去。佩戴支具应位置准确，松紧适度。过紧易出现压伤，过松则达不到制动目的。衬衫需平整，不宜过紧，拆去扣子及其他附在衣物上的硬物，以免皮肤受压而发生破损。长期佩戴支具亦有副作用，可使肌力减退，导致皮肤压伤、破溃和神经受损，影响呼吸功能及产生胃部不适感，应经常询问患者有无不适感。佩戴支具的时间非常重要，应根据病情而定。除去支具之前，一定要去门诊复查，经医生检查后方可去除。

2. 床旁运动

（1）上床方法：从左侧上床时，身体在床左边，右手撑床，左手顶床，双腿慢慢移到床上；从右侧上床时，身体坐在床右边，左手撑床，右手顶床，双腿慢慢移到床上。

（2）下床方法：从左侧下床时，先将身体翻向左侧，左手顶床，右手撑床，双腿慢慢移到床下；从右侧下床时，先将身体翻向右侧，右手顶床，左手撑床，双腿慢慢移到床下。

（3）床边活动：首次下床后，应先在床边静坐 3~5 分钟，减轻体位突然变化造成的眩晕感。待眩晕感消失后，手扶床挡在床边站立 1~2 分钟；如无眩晕感，可手扶床挡在床边慢走。

3. 术后 1~2 周锻炼

（1）腰背肌功能锻炼（胸、腰椎术后患者）：可预防肌肉萎缩，增强脊柱稳定性，建议从术后 7 天开始，循序渐进。

（2）腰椎有破坏性改变、感染性疾患、内固定植入，老年人及心肺功能不全者不宜进行。

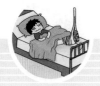

第 77 天　脊柱术后的患者注意事项

1.保持良好睡姿　卧床时无须佩戴颈托，应保持良好的睡姿。侧卧或仰卧时，头颈部、胸腰部保持生理曲度，双髋及双膝呈屈曲状，轴线翻身。

2.枕头高度适宜　仰卧位时枕头高度为其本人的拳头高度；侧卧时枕头的高度应为一侧肩膀的宽度。

3.防止颈部外伤　尤其要防止在乘车急刹车时颈部前后剧烈晃动，引起损伤。在出院乘车回家时最好应平卧于车上，可弯腿，下肢屈曲，戴好颈托。术后 1 年之内也应当小心避免颈部的突然受力，以及颈部外伤，以防止术后症状再次加重。

4.四肢功能锻炼　应当积极锻炼四肢的肌肉力量及功能活动。

（1）上肢的锻炼：包括肩、臂、腕的活动以及握拳练习，还有手的精细动作的训练，如穿针、拿筷子、系衣扣等，或者通过健身球的练习，增强手的力量和灵活性。

（2）下肢的锻炼：包括股四头肌的收缩练习，踢腿、抬腿等动作的练习。患者也可在家属和陪护人员的陪同或搀扶下练习行走，以增强下肢力量，尽早恢复行走功能。

5.背肌锻炼　在佩戴颈托时应当逐渐进行项背肌的锻炼。这样有益于增进颈项部肌肉的血液循环，改善颈部劳损等症状。同时可防止项背肌的废用性萎缩，促进肌肉力量的恢复，特别是颈椎后路手术患者，应当长期坚持锻炼。

第 78 天　人工膝关节置换术的术前训练和术后康复

膝关节是人体最大的关节，人工膝关节置换术是一种疗效十分确切的手术，但只把手术成功寄托在手术技术上，而不进行术后康复训练，则不能达到手术应有的疗效。手术前膝关节的严重疼痛，导致活动减少，大腿肌肉萎缩。术后，需要重新恢复股四头肌的肌力，稳定新的膝关节，因而早期活动非常重要。

1. 术前训练　加强患肢股四头肌的静力性收缩练习，以及踝关节的主动运动。要求股四头肌每次收缩保持10秒，每10次为1组，每天完成5~10组。患者坐于床上，进行患肢的直腿抬高运动及踝关节抗阻屈伸运动，次数可根据患者自身情况而定，每天重复2~3次。此外，患者还应学会如何使用拐杖行走，为术后执杖行走做准备。

2. 术后第1周　此期的目的是为了减轻患者的症状，促进伤口愈合，防止肌肉萎缩，改善关节活动范围，提高肌力。

手术当天，维持关节功能位，用石膏托板固定膝关节，并保持足高髋低位。术后第2~7天，患肢做股四头肌静力性收缩，每次保持10秒，每10次为1组，每天10组。患者坐于床上，患肢做直腿抬高运动，不要求抬起太高，但要有10秒左右的滞空时间。做患侧踝关节的背伸、屈曲运动和环绕运动，重复15次，每天完成2~3组。术后3天，身体状况好可下地站立，并试着走几步，以后每天增加下地时间和次数。

3. 术后第2周　重点加强患侧肢体不负重状态下的主动运动，改善关节主动活动范围。

继续第一周的活动项目，进一步加强患肢直腿抬高运动，可在床上方固定一滑轮，用吊带一端托住患侧踝关节，另一端由患者控制，通过助力运动完成直腿抬高运动，要求患者尽量抬高患肢并保持高度，逐渐减少手的帮助，向主动完成这一运动过渡。增加床下活动时间，使用助步器练习站立和行走，在医生指导下进行步态训练。术后 10~15 天拆线。

4.术后第 3 周　继续主动直腿抬高运动巩固以往训练效果，恢复患肢负重能力，加强行走步态训练，训练患者平衡能力，进一步改善关节活动范围。借助扶手进行下蹲锻炼。可在跑步机上进行行走训练，患者目视前方抬头挺胸，臀部不能翘起。可在固定自行车上进行蹬车动作，坐垫由最高开始。患者在本周内尽量独立完成穿裤、袜等日常生活动作。

5.术后第 4 周至 3 个月　重点进一步加强提高第 3 周的效果，增加患肢活动范围及负重能力，以及生活自理能力。可在轻度倾斜坡面上独立行走。独立完成穿鞋、袜、裤等日常生活动作。除了屈膝功能训练之外，还须注意伸膝功能训练，如坐位压腿等。上下楼梯活动时，早期主要依靠拐杖上下，健肢支撑，患肢由不负重到部分负重，要求健肢先上，患肢先下，待患者适应后可逐渐去掉拐杖。

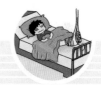

第79天 人工膝关节置换术的日常护理

1.**手术伤口护理** 保持伤口干燥、清洁，如发现伤口红肿渗液，及时就医。每天测两次体温，如体温超过38℃，应去医院就诊。一般术后14天拆除缝线。术后3~6个月内，膝关节轻度水肿属正常，抬高患肢、冷敷可减轻水肿。小腿肚痛、胸痛、气短可能是静脉血栓的症状，应去医院就诊。

2.**饮食** 正常饮食，多食富含铁和维生素C的食物，多饮水。如患者口服抗凝药物，应避免食用含维生素K的食物，如甘蓝菜、菜花、肝、青豆、扁豆、黄豆、豆油、菠菜、莴苣、洋葱等。

3.**恢复正常生活** 回家后仍应积极进行功能锻炼至少2个月，但应避免劳累，可做轻度的家务劳动。蹬车锻炼可维持肌肉力量和膝关节活动度，尽可能达到最大的伸直和屈曲度。术后6~8周后才可以开车。视工作性质，一般6~8周可恢复工作，进行游泳等锻炼。

4.**行走功能锻炼**

（1）身体向前移动，开始下一步。一定要记住节奏，脚跟先着地，放平脚部，抬起脚趾。

（2）尽可能有节奏地平稳行走，不要匆忙。调整步幅和速度使步态稳健，随着肌力和耐力的恢复，逐步增加行走时间，逐渐增加患侧肢体负担的重量。可用对侧的手使用手杖，最后完全脱离手杖行走。

（3）当能行走和站立10分钟以上时，膝关节已有足够的力量支撑体重，不再需要助步器。可以使用单拐或手杖，用手术对侧的手使用。不要跛行或向术侧倾斜身体。

（4）上下楼梯需要力量和屈曲度。开始需要抓住扶手，每次只上一个台阶。上台阶要先迈健肢，下台阶要先迈患肢，记住"好的上，坏的下"。练习时可请陪护人员帮忙，直到恢复力量和耐力。

（5）爬楼梯是一个很好的体力和耐力锻炼。不要爬高度超过20厘米的台阶，可抓住扶手保持平衡。当体力和膝关节活动度都比较满意时，可以自行一步一步地上楼梯。

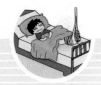

第 80 天　人工髋关节置换术的术后康复

人工髋关节置换术是将人工关节置入人体，取代原有病变髋关节的一种手术，目的是解除患者髋部疼痛，保持髋关节稳定，恢复关节功能，调整双下肢长度，缩短卧床时间，促进早日康复，减少并发症。随着人口老龄化和手术技术、人民生活水平的提高，人工髋关节置换术患者越来越多，术后康复锻炼十分重要。

一、卧位及坐位训练

1. 术后第 1 天

（1）帮助患者摆脱心理上的焦虑紧张，克服疼痛，防止肌肉萎缩。

（2）维持患肢特殊体位　①仰卧位：双膝间垫枕，使其双膝及足尖向上，以防患肢内收、内旋。②侧卧位：健侧在下，患肢在上，也应在双膝间垫枕，以防患肢内收、内旋。

（3）主动最大限度屈伸踝关节（也可加阻力做抗阻训练），每个动作保持10 秒，每组 20 次，每日 2~3 组。

2. 术后第 2 天　引流管拔除。

3. 术后第 3 天

（1）平卧位：以下每组动作完成10 次。训练时，可将手放在患肢运动收缩的肌肉上，以观察、指导患者的运动效果。

1）腓肠肌训练：先让患者踝关节跖屈，足跟向后拉，然后再让踝关节呈背屈位，使足跟向前推，注意保持膝关节伸直。

2）股四头肌训练：让患者大腿肌肉收紧，膝部下压，膝关节保持伸直 5秒，再放松 5 秒。

3）股二头肌训练：患者下肢呈中立位，足后跟往下压，膝关节不能弯曲，保持 5 秒，放松 5 秒。

4）臀大肌训练：臀部收紧 5 秒，放松 5 秒。

5）髋关节训练：患肢脚沿床面向上移动，使患肢髋、膝关节屈曲，但应保持髋关节屈曲不超过 90°。

（2）半卧位：先将患者床头逐渐

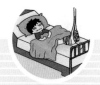

抬高，使患者取半卧位，分别于卧位及半卧位时测量患者的血压、心率，观察患者有无头晕、恶心、呕吐、大汗等症状。如果出现上述症状或出现测量前后脉压差大、心率明显增快时，可让患者做深呼吸运动，同时用力快速活动双足踝部，半分钟后再观察。如以上症状减轻，可让患者继续半卧位5分钟；如症状加重，可让患者平卧休息。

4. 术后第4天

（1）平卧位：以下动作每组完成10次。

1）腓肠肌训练：先让患者踝关节跖屈，足跟向后拉，然后再让踝关节呈背屈位，使足跟向前推，注意保持膝关节伸直。

2）股四头肌训练：让患者大腿肌肉收紧，膝部下压，膝关节保持伸直5秒，再放松5秒。

3）股二头肌训练：患者下肢呈中立位，足后跟往下压，膝关节不能弯曲，保持5秒，放松5秒。

4）臀大肌训练：臀部收紧5秒，放松5秒。

5）髋关节训练：患肢脚沿床面向上移动，使患肢髋、膝关节屈曲，但应保持髋关节屈曲不超过90°。

6）膝关节训练：放一个小圆枕头（或纸卷）在膝关节下，膝部用力往下压，小腿往上举，使膝关节伸直5秒。

7）桥式运动：膝关节屈曲，足平放在床上，保持膝关节、足与肩胛同一平面，然后臀部向上举，到与肩胛、膝关节同一条线，保持5秒，然后把臀部放下，放松5秒。

8）股内收肌训练：患者仰卧位，陪护人员将手放在患肢股内侧，并予以向外的力量，同时让患者用力抵抗，保持5秒。

9）股外展肌训练：患者仰卧位，陪护人员将手放在患肢股外侧，并予以向内的力量，同时让患者用力抵抗，保持5秒。

（2）卧位-坐位转移：患者平卧于床上，患肢呈外展位。让患者屈曲健侧下肢，伸直患肢，用双手支撑半坐起。利用双手及健侧支撑力，将臀部向患侧移动，然后再移动健侧下肢及上身。重复以上动作，使患者移至患侧床边。陪护人员站在患侧床边，一手托住患者患肢，一手抱住患者肩部，嘱患者双手及健肢同时用力撑床，以臀部为轴旋转坐起。注意患髋屈曲不能超过90°。让患者双足下垂，端坐于床边。注意观察患者有无不适症状，并注意患者的血压、心率。

5. 术后第 5 天

（1）平卧位：同"术后第 4 天"平卧位。

（2）卧位-坐位转移：同"术后第 4 天"卧位-坐位转移。

（3）坐位水平移动：向患侧移动时，应先移动患肢，使其呈外展位，再用双手支撑床，移动臀部及健肢。向健侧移动时，应先用双手支撑床，移动臀部及健肢，再移动患肢。

（4）坐位-站位转移：患者端坐床旁，双足着地，健肢在前，患肢在后，双手握住助行器，利用健肢和双手的支撑力挺髋站起。

二、站立位训练

1. 术后第 6 天

（1）站立位：以下每组动作完成10 次。

1）股外展肌训练：让患者足伸直，患肢由中立位向外伸展，再回到身体的中立位。注意患肢应一直保持足伸直，膝关节及足趾向外。

2）髋关节训练 I：膝关节屈曲抬

高患肢。注意不能比臀部高，并保持膝关节向前，小腿与地面垂直，身体不要向前倾。

3）髋关节训练 II：下肢伸直向后推到身体的后面。注意身体不要向前倾。

（2）站立位平衡训练：让患者双手扶助行器，双足自然分开站立。缓慢地将重心移到健肢，患肢抬起；复位后再将重心移到患肢，健肢抬起。如此反复练习。

三、步行训练

1. 术后第 7、8 天

（1）站立位：同"术后第 6 天"站立位。

（2）步行训练：助行器辅助步行，让患者扶助行器练习行走，注意纠正患者的步行姿势。转身时，如果向患侧转，应先让患肢向外迈一步，后移动助行器，再跟上健肢；如果向健侧转，应先让健肢向外迈一步，后移动助行器，再跟上患肢。

2. 术后第 9、10 天

（1）站立位：同"术后第 6 天"站立位。

（2）步行训练：两个四脚拐辅助步

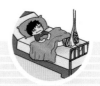

行行走时，应先向前移动患侧拐，健肢跟上，再移动健侧拐，最后患肢跟上。注意步态。

3. 术后第 11、12 天

（1）站立位：同"术后第 6 天"站立位。

（2）步行训练：使用一个四脚拐辅助步行行走时，患侧上肢持四脚拐。注意正确的步态。

4. 术后第 13、14 天

（1）站立位：同"术后第 6 天"站立位。

（2）上下楼梯训练：上楼时，健肢先上，患肢后上，拐杖随后或同时跟进；下楼时，拐杖先下，患肢随后，健肢最后。

四、注意事项

为了防止术后关节脱位的发生，术后 3 个月内，患肢内旋、内收超过中线，屈髋超过 90° 等动作均属禁忌。故在训练过程中应向患者反复强调在以下各种体位时的注意事项。

1. 侧卧时双膝之间应放一个枕头。

2. 坐在床上时身体不能前倾去拉棉被。

3. 坐位时脚不能交叉。

4. 低的椅子、马桶不能坐。

5. 从椅子上站起时，不能向前弯腰站起。

6. 站立时脚尖不能向内。

7. 站立时身体不能过度前倾（甚至触地）。